Milagres que a Obstetrícia me proporcionou

GLAUCIUS NASCIMENTO

Milagres que a Obstetrícia me proporcionou

As histórias mais emocionantes da carreira do obstetra Glaucius Nascimento, incluindo o caso marcante de Michelle Santiago, que apresentou parada cardíaca na gravidez e foi submetida à reanimação cardiopulmonar e à cesariana *perimortem*, realizadas pela equipe de saúde integrada em Pernambuco

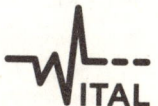

Todos os direitos reservados
Copyright © 2018 by Editora Pandorga

Direção Editorial
Silvia Naves
Produção Editorial
Equipe Editoral Pandorga
Preparação
Fernanda Satie Ohosaku
Revisão
Editorando Birô
Letícia Lira Garcia
Diagramação
Vanúcia Santos (AS Edições)
Capa
Cris L. Viana

Texto de acordo com as normas do Novo Acordo Ortográfico da Língua Portuguesa
(Decreto Legislativo nº 54, de 1995)

DADOS INTERNACIONAIS DE CATALOGAÇÃO NA PUBLICAÇÃO (CIP)
Ficha elaborada por: Tereza Cristina Barros - CRB-8/7410

Nascimento, Glaucius
 Milagres que a obstetrícia me proporcionou : as histórias mais emocionantes da carreira do obstetra Glaucius Nascimento / Glaucius Nascimento. -- 1.ed. -- São Paulo : PandorgA, 2018.
 180 p. ; 14 x 21 cm.

ISBN 978-85-8442-281-4

1. Medicina (Obstetrícia) 2. Obstetrícia - Casos I. Titulo.

28.12/053-2017   CDD- 618.2

2018
IMPRESSO NO BRASIL
PRINTED IN BRAZIL
DIREITOS CEDIDOS PARA ESTA EDIÇÃO À
EDITORA PANDORGA
RODOVIA RAPOSO TAVARES, KM 22
GRANJA VIANA – COTIA – SP
Tel. (11) 4612-6404
www.editorapandorga.com.br

SUMÁRIO

Dedicatória 07
Agradecimentos 09
Apresentação 11
Prefácio 1 - Roque Marcos Savioli 13
Prefácio 2 - Padre Airton Freire 15

Parte I – O Caso de Michelle e Maysa 17
1 · O plantão de obstetrícia que quase troquei, e a cesariana que foi adiada no momento mais importante de minha carreira 19
2 · A parada cardíaca de Michelle e a cesariana *perimortem* 23
3 · O grupo de Whatsapp "Cesariana *Perimortem*" 39
4 · A divulgação nas mídias sociais, sites, jornais e televisão 41
5 · O retorno da família de Michelle ao meu plantão 53
6 · Meu encontro com Andreia Friques, Gisela Savioli e o Dr. Roque Savioli 55
7 · O reencontro com Michelle e Maysa na homenagem à equipe integrada na Câmara Municipal do Recife e o meu renascimento: a história de minha vida 59
8 · Testemunhos de quem participou da cesariana *perimortem* 69
  8.1 · Dr. Adriano Mendonça 69
  8.2 · Dr. Edson Netto 72
  8.3 · Dra. Fernanda Carvalho 74

8,4 · Dra. Maria Adriana 80

8,5 · Gílson Carnaúba 84

Parte II – Outras histórias que marcaram minha carreira Obstétrica . 87

1 · Pedro Henrique: Prematuridade extrema e Pré-eclâmpsia grave. O nascimento do filho de meu melhor amigo 89

2· A gravidez de Amanda e o nascimento de Mateus 97

3 · O milagre de minha volta ao trabalho: O meu renascimento 115

4 · A infeliz coincidência e a superação de Danielle 117

5· O Nascimento de João Pedro 119

6 · O início do consultório e a incrível história de Simone, com o nascimento de Guilherme após quase dez abortamentos 123

7· Cláudia e Róger: mais uma história de superação 139

8. Importância do gerenciamento do estresse e da alimentação funcional – o caso de Ângela 143

9. O caso de Pauliana – A histerectomia que salvou a sua vida 145

10. A segunda gravidez de Roberta após o câncer de tireoide 157

11. Gravidez gemelar – O nascimento das unigêmeas Isabela e Manuela 161

12. A história de Fernanda e César 169

13. Parto normal de Ana com o apoio da ultrassonografia intraparto 177

14. Minha experiência com o Zika Vírus no Pré-Natal – o caso de Fabiana 181

15. O Caso de Sandra: Depressão com uso de diversos medicamentos controlados, esteatose hepática, obesidade, hipotireoidismo e hipertensão na gravidez 187

16. A Fé de Ione e o Nascimento de Elis 197

Considerações Finais 203

DEDICATÓRIA

Este livro é dedicado ao meu filho Mateus Sérvulo, pequeno servo de Deus que, numa vida tão tenra, apenas dentro da barriga de minha esposa Amanda por 35 semanas, pôde me ajudar a crescer ainda mais como esposo, pai, cristão e médico obstetra.

Filho, hoje eu entendo o porquê de tudo o que aconteceu. Estava escrito por Deus para que eu me preparasse ainda mais e ajudasse tantas outras pessoas que necessitaram do nosso trabalho para que tudo desse certo. Obrigado pelo aprendizado, foi difícil, mas papai está aqui cumprindo sua missão da melhor maneira possível. Mamãe também superou todas as dificuldades e hoje somos uma família muito feliz. Um beijo grande, Mateus, nunca o esquecerei, é impossível não compreender que você apareceu neste mundo para que nossa família renascesse. Afinal, o amor sempre vence no final, e nós somos vencedores. Eu o amo, um dia ainda vamos nos encontrar novamente, não tenho dúvidas disso. Mande um beijo para vovó Vilma e para seu tio Sérvulo, pois eles devem estar contigo aí no céu.

AGRADECIMENTOS

A Deus, por acompanhar os meus passos, principalmente nas dificuldades, quando pensei em desistir, o Senhor sempre esteve lá de uma forma bem evidente para que eu superasse tudo.

À minha mãe, Dona Vilma (*in memoriam*), que lá no céu deve estar muito feliz com o seu filho, um obstetra plenamente realizado.

À minha esposa, Amanda, que me ensinou o quanto vale a pena acreditar nos nossos sonhos, bem como jamais desistir deles.

Aos meus filhos Allana, Mateus (*in memoriam*) e João Pedro, os alicerces de minha vida.

À minha família, meus irmãos Sérvulo (*in memoriam*), Sandra e Ana Cristina, aos meus sobrinhos, Lucas, Gabriel e Rafael, meu pai, Edísio, meus sogros, Onildo e Fátima, meus cunhados, Renato e Karina, tia Vicemar, madrinha Giselda, meus afilhados, Guilherme Melo, Isabela Soares, Isabela Toledo, Isabelle Moura, Maria Ivoni, Erick Vinícius e à pequena Maysa Fernanda, que especialmente me surpreendeu ao nascer de uma cesariana *perimortem* sem nenhuma sequela.

À Michelle Santiago, Dona Sandra e Mirelle Santiago, bem como a toda equipe de saúde integrada do Hospital Memorial Guararapes por participarem intensamente deste evento marcante da minha carreira obstétrica, a cesariana *perimortem*, fundamental para que Michelle e Maysa estivessem conosco.

A todos os personagens reais deste livro, um obrigado especial pela colaboração, afinal vocês são os verdadeiros colaboradores ou coautores na confecção deste livro.

Ao casal abençoado e enviado por Deus, Gisela e Roque Savioli, pelo grande estímulo na elaboração desta obra.

Ao irmão Agostinho (*in memoriam*) pelos seus ensinamentos cristãos desde minha primeira eucaristia até o grupo de jovens do colégio Imaculado Coração de Maria, fundamental para que eu mantivesse a fé cristã.

À doutora Maria de Lourdes Perez Teixeira, Tia Lourdes, pediatra e neonatologista, professora da Universidade Federal de Pernambuco (UFPE), que sempre me ensinou a cuidar do binômio materno-fetal, da mãe e do bebê.

A todos os amigos, colegas de trabalho, clientes, acompanhantes, seguidores das minhas redes sociais, todos os profissionais de saúde que acreditam na seriedade do meu trabalho.

A você, ilustre leitor(a), que este livro sirva de estímulo para que acredite numa assistência obstétrica segura e humanizada, baseada na ciência, na dedicação e na espiritualidade. E se, por acaso, você passou por alguma experiência de perda na gravidez, seja por abortamento ou óbito perinatal, desejo que este livro seja um verdadeiro estímulo para que alcance o seu objetivo de uma maternidade ou paternidade tão sonhada, afinal, se tantos casais conseguiram realizar este sonho, com a graça de Deus, certamente você também conseguirá.

APRESENTAÇÃO

Este livro é composto por histórias verídicas que representam a minha experiência prática como médico obstetra, que me proporcionou participar de momentos inesquecíveis em minha vida pessoal e também em diversos casos clínicos surpreendentes relacionados à gravidez e ao nascimento.

Trata-se de um livro sobre Medicina (em particular obstetrícia e neonatologia) e espiritualidade, escrito por um médico cristão católico, que respeita as diversas religiões, mas que demonstra o quanto sua fé foi importante na vida de tantas pessoas.

Todos as histórias são reais e as pessoas envolvidas concordaram com a divulgação de seu caso clínico, do seu nome real ou fictício, e assinaram um termo de autorização para uso de imagem.

O nome *Milagres que a Obstetrícia me proporcionou* foi utilizado como uma comparação ao livro do cardiologista Roque Savioli, intitulado *Milagres que a Medicina não contou*. Na realidade, uma visão obstétrica de diversos nascimentos marcantes na minha vida profissional, considerados verdadeiros "milagres". Não exatamente o milagre do ponto de vista espiritual isolado, mas um "milagre" para a vida de muitos casais e também para mim, através de diversas gravidezes de alto risco, com desfechos maternos e perinatais, no mínimo, surpreendentes.

As condutas médicas aqui não representam uma verdade absoluta, basearam-se na minha experiência, especialmente em gravidezes de alto risco, incluindo patologias como trombofilias, insuficiência cervical, abortamentos de repetição, síndromes hipertensivas, hemorragias, infecções, distúrbios tromboembólicos, diabetes gestacional, prematuridade, medicina fetal, mas sem esquecer a assistência ao pré-natal e ao parto humanizado. Ressalta-se que este livro não representa um guia de condutas médicas, pois somente o seu médico, através de consulta presencial, exame físico e complementares, poderá estabelecer o melhor diagnóstico e conduta terapêutica adequada para o seu caso.

O livro foi dividido em duas partes, uma reservada especificamente ao caso de Michelle e Maysa, a cesariana *perimortem* que foi noticiada no Brasil e no mundo. A segunda parte, revela de uma forma mais resumida, os outros casos clínicos marcantes dos meus quinze anos de carreira na obstetrícia.

Espero que tenha uma excelente leitura! Quaisquer dúvidas, elogios, críticas e sugestões, por favor enviá-los para o e-mail drglauciusnascimento@gmail.com.

Glaucius Nascimento, janeiro de 2018.

PREFÁCIO 1

Em um mundo acadêmico e, por sua vez, reducionista, todas as situações que fogem das explicações cartesianas dificilmente são acatadas e, ainda por cima, classificadas como anedotais. Situações não cabíveis de explicações lógicas são chamadas de aleatórias e casuais, como se vivêssemos em um mundo regido pelas leis das probabilidades.

Muitas vezes, na vida médica, deparamo-nos com curas inexplicáveis, onde todo o raciocínio lógico vai por água abaixo, onde todas as equações de probabilidades nos abandonam. São casos que a medicina não consegue explicar, como ocorreu com o meu amigo Glaucius, que escreve este maravilhoso livro: *Milagres que a Obstetrícia me proporcionou*.

Como médico, pertencente a um dos mais conceituados hospitais do nosso país, tenho observado uma série de situações que realmente são consideradas inexplicáveis às vistas humanas, mas que, na verdade, são indubitavelmente decorrentes da ação divina na nossa profissão.

O livro do Eclesiástico, no seu capítulo 38, faz uma alusão espetacular e muito honrosa para que cuidamos do corpo humano, obra prima do Criador:

"Honra o médico por causa da necessidade, pois foi o Altíssimo que o criou (toda a medicina provém de Deus)."
Ecl, 38,1-2.

A cura sempre é divina e Deus a proporciona através das nossas mãos, fazendo-nos instrumentos da sua misericórdia, ou através de nós mesmos ou através dos milagres. Certamente, Deus agiu de uma forma espetacular nos casos contados neste livro pelo caro amigo Glaucius, com os casos da Michelle e Maysa, o nascimento do João Pedro e outros. Tenho absoluta certeza de que os testemunhos aqui relatados serão de imensa serventia para revigorar a nossa fé.

Parabéns, Glaucius, pelo seu testemunho e, principalmente, pela sua coragem em testemunhar o amor de Jesus Cristo no nosso meio médico.

São Paulo, 02 de novembro de 2017.

Roque Marcos Savioli

Doutor em Cardiologia pela Faculdade de Medicina da USP;

Médico Assistente da Unidade de Cardiogeriatria do INCOR-HCFMUSP;

Membro da Academia Cristã de Letras;

Membro do Instituto Histórico e Geográfico de São Paulo.

PREFÁCIO 2

A realidade é bem mais abrangente do que tudo o que dela temos dito, pensado, examinado ou descrito. Maior é a porção que nos escapa ao que já sabemos do que todo o conhecimento até nós transmitido e por nós já adquirido.

Ao longo dos anos que temos vivido, há provas múltiplas do que estamos afirmando. No início do século passado, abriu-nos os olhos descobertas antes consideradas impossíveis, a partir de estudos quânticos. O mundo psicofísico tem avançado em estudos comprovados que seriam considerados delírios em um passado não muito distante. Não é raro escutarmos relatos médicos acerca de acontecimentos que ultrapassam a fronteira da literatura especializada até então conhecida.

Este livro, por mim prefaciado, relata evidências constatadas a partir da experiência de um estudioso renomado em sua área de atuação, o que imprime credibilidade aos fatos aqui por ele narrados.

Honrado com o convite de prefaciar este livro, eu me sinto, sobretudo, sendo tão simplesmente um servo de Deus, escrevendo umas poucas linhas acerca de uma realidade que, em minha área de atuação, eu próprio pouco compreendo, à medida em que ela também se apresenta a mim nas diversas escutas que tenho realizado. Escapa-me a compreensão inteira do que, na realidade por nós mergulhada, excede nossas próprias fronteiras.

Além da amizade, este é o ponto que une o autor deste livro e o prefaciador desta obra, sinto-me, repito, bastante honrado.

Com certeza, os relatos aqui divulgados ajudarão diversas pessoas a compreenderem, ao menos parcialmente, a grandeza que é a vida de cada ser humano e, por incluso, o mistério surpreendente que é a nossa própria vida.

Muitíssimo obrigado.

Arcoverde (Pernambuco), 29 de dezembro de 2017
Deste seu servo e padre,
In Christo Iesu,
Padre Airton Freire servo.

PARTE I

A HISTÓRIA DE MICHELLE E MAYSA:
A EXPERIÊNCIA POSITIVA DE UMA CESARIANA *PERIMORTEM*
QUE SALVOU A VIDA DE MICHELLE E DE MAYSA

1. O PLANTÃO DE OBSTETRÍCIA QUE QUASE TROQUEI, E A CESARIANA QUE FOI ADIADA NO MOMENTO MAIS IMPORTANTE DE MINHA CARREIRA

Por pouco eu não iria para o plantão do dia 6 de janeiro de 2017 no Hospital Memorial Guararapes, em Jaboatão dos Guararapes, Pernambuco. Queria trocá-lo com minha colega obstetra Juliana Montenegro, pois, naquela época, apesar de preferir o plantão de sexta diurno, estava trocando os plantões da sexta-feira pelo da quarta noturno. Mas, para minha surpresa, a colega me mandou a seguinte mensagem no dia 29 de dezembro de 2016:

> *Glaucius, tudo joia? Queres manter nossa troca em janeiro? Mas só não posso trocar o primeiro final de semana! Porque na sexta, dia 06/01, é meu noivado em João Pessoa! Mas nas outras sextas eu posso trocar! Aí, seriam assim os seus plantões em janeiro, Glaucius: 06/01 sexta diurno, 11/01 quarta à noite, 18/01 quarta à noite e 25/01 quarta à noite.*

O meu objetivo em trocar os plantões era tentar aproveitar o final de semana com a família. Mas, no dia 6 de janeiro, aquilo não foi possível.

Estava programando trocar de forma definitiva os plantões diurnos de sexta pelos de quarta à noite. Enquanto isso não acontecia, eu trocava com a Dra. Juliana sempre com antecedência de um mês e ficava um pouco complicado conciliar a semana agitada que tinha nos meus outros empregos, como na Aeronáutica e no meu consultório.

Também estava desanimado em trabalhar no Hospital, porque tive um problema pontual com uma profissional de saúde do turno da noite. Sempre procuro agir de forma ética com todos os profissionais, converso e me relaciono bem com quem trabalho, quer sejam enfermeiros, médicos, técnicos de enfermagem, porteiros, maqueiros, profissionais da limpeza, rouparia, enfim, gosto de manter um bom relacionamento com todos, pois meu trabalho depende deles. E fico decepcionado quando me acusam, injustamente, por conta de todo um histórico que já sofri ao longo de minha vida e de minha carreira médica. Naquela época, já estava querendo pedir demissão por estar cansado dos plantões, não concordar com o modelo obstétrico que é imposto pelo SUS.

Na virada do ano de 2016 para 2017, estava trabalhando com dores dentárias intensas, fazendo uso de anti-inflamatórios, antibióticos, analgésicos centrais e anestésicos tópicos, sendo submetido a diversos tratamentos dentários na Odontoclínica da Aeronáutica de Recife (OARF), sobre a responsabilidade da Tenente Lívia El Aouar, que foi fundamental naquela época. Não bastassem os problemas dentários, passei o ano também com dores na coluna, tomando vários remédios para minimizá-las. Mas, eu não falto ao trabalho, sempre cumpro com minhas responsabilidades. Preciso estar muito doente para não conseguir trabalhar, porque sei que as pessoas que me procuram precisam muito de mim e meu trabalho pode ser fundamental na vida das pessoas, sem contar que, se alguém falta ao plantão, outro colega tem de dobrar. Existe uma correlação entre dores dentárias e de coluna. Além disso, também tenho um pé mais inchado do que o outro e, com placas e parafusos devido a uma fratura nos ossos da perna direita (tíbia e fíbula). Ainda sofro com dores no ombro direito, típico de quem realiza ultrassonografia, que também é minha área de atuação na especialidade ginecologia e obstetrícia. Também realizo acompanhamento fisioterápico e conto com a ajuda de profissionais de educação física na realização de minhas atividades físicas e alongamentos. Mas, apesar das diversas dores, a paixão pela obstetrícia me fez esquecê-las e me ajuda com a minha saúde. Descargas de endorfina, substância boa produzida pelo nosso corpo, fazem bem para nossa saúde e são produzidas em momentos felizes, como num parto bem-sucedido. Gosto de estar presente nos partos, faz muito bem para mim. Acompanho o desenvolvimento embrionário e fetal, nas ultrassonografias e me realizo quando me deparo pela primeira vez com os bebês que ajudo nos partos, principalmente os que acompanhei durante toda a gravidez.

Estava no plantão do dia 6 de janeiro de 2017: um plantão de sexta diurno normal de obstetrícia numa maternidade de baixo risco da região metropolitana do Recife, o Hospital Memorial Guararapes. Por volta das 13h, fui ao quarto de uma paciente que realizaria uma cesariana e pedi ao maqueiro que levasse a paciente para operar, pois a sala já estava com todos os materiais prontos, faltando apenas a própria cliente. Porém, ela me informou que seu esposo havia saído para almoçar, então suspendemos a realização da cesariana de imediato porque não era uma emergência, e a presença do pai (ou de um acompanhante escolhido pela cliente) é fundamental na assistência humanizada em obstetrícia. Confesso que fiquei um pouco chateado, porque o plantão estava agitado e isso atrasaria meu trabalho. Depois, percebi que esse atraso foi algo muito relevante, pois, após ter adiado essa cesariana, fui chamado pela equipe de enfermagem para avaliar e possivelmente transferir uma gestante , que se encontrava do outro lado do hospital, longe do bloco cirúrgico, na sala de pré parto. que estava com os níveis pressóricos altos. Era Michelle, que chegara ao hospital e foi atendida, inicialmente, pela equipe de enfermagem obstétrica.

2. A PARADA CARDÍACA DE MICHELLE E A CESARIANA *PERIMORTEM*

As enfermeiras Maria Adriana e Laryane Menezes me passaram o caso de Michelle Santiago, uma gestante de 27 anos, com 40 semanas de gestação (nove meses), pré-natal incompleto, que estava deitada na sala de pré-parto com níveis pressóricos elevados (PA 160 x 100 mmHg) e com proteína na urina (proteinúria positiva 4+/4+), batimentos cardíacos fetais normais (140 batimentos por minuto) naquele momento sem sinais de iminência de eclâmpsia (convulsão tônico-clônica generalizada, na presença de hipertensão e proteinúria).

Feito o diagnóstico de pré-eclâmpsia grave, como estava numa maternidade de baixo risco, prescrevi o sulfato de magnésio ($MgSO_4$), uma medicação importante para impedir a progressão da pré-eclâmpsia para eclâmpsia, solicitei a sondagem vesical pela enfermagem e iniciei as chamadas para a Central de Partos (órgão da Secretaria de Saúde responsável pela transferência de gestantes em Pernambuco). Por cerca de trinta minutos, não tive minha ligação atendida. Durante esta espera, foi tentada ainda a redução dos níveis pressóricos pela administração de hidralazina 5 mg IV a cada quinze minutos, duas doses, sem sucesso. A hidralazina é uma medicação utilizada para reduzir os níveis pressóricos das gestantes.

Ao tentar estabilizar os níveis pressóricos, a paciente referiu tonturas, encontrava-se na dose de ataque do $MgSO_4$ e apresentou dois episódios de vômitos "em jato" de coloração esverdeada. Após estes vômitos, ficou "obnubilada"/torporosa, algo que estranhei bastante. Pensando que iria evoluir para eclâmpsia, pedi para preparar a sala de cirurgia de emergência no bloco cirúrgico e chamar o maqueiro, avisei ao anestesista por telefone, enfatizando que o caso era grave, solicitei a monitorização da paciente com monitor cardíaco e a reserva de um leito na Unidade de Terapia Intensiva (UTI). Exceto pela pressão arterial, os sinais vitais permaneciam estáveis, com saturação de oxigênio entre 98 e 100%, batimentos cardíacos regulares e normais.

De repente, quando estava terminando a ligação com o anestesista, fui chamado porque o estado da paciente havia se agravado. De forma súbita e inesperada, a paciente apresentou parada cardiorrespiratória.

Nos protocolos de emergência médica, existe um "abecedário" (mnemônico) para realização dos procedimentos de emergência durante a reanimação cardiopulmonar. O "A" inicial de ajuda foi solicitado e atendido quase que de imediato. A equipe de enfermagem e outros funcionários do hospital chamaram alguns colegas médicos. Enquanto eu realizava as massagens cardíacas iniciais, a equipe médica da UTI (Dra. Fernanda Carvalho e Dr. Antônio Guerra) e o anestesista (Dr. Edson Netto) chegaram e assumiram respectivamente a reanimação cardíaca e a intubação orotraqueal.

Existe uma particularidade na reanimação da gestante: além de deslocar sua posição para decúbito lateral esquerdo em cerca de 45 graus para facilitar o retorno venoso (melhorar a circulação materna e fetal), caso a gestante não retorne de imediato na reanimação, em quatro a cinco minutos deve ser realizada a cesariana *perimortem*. Assim sendo, os neonatologistas de plantão foram acionados (Dr. Adriano Mendonça era o neonatologista mais experiente do plantão). Eu teria de operar a paciente naquela sala o mais rápido possível para tentar salvar a vida do feto e da mãe, pois, com a saída do feto e da placenta, a circulação materna se modifica, facilitando as medidas de reanimação cardiopulmonar.

Já tinha pedido luvas e lâmina de bisturi, pois sabia que precisava realizar a cesariana *perimortem*, a maior emergência obstétrica, pois envolve o risco imediato de morte materna e fetal. Rapidamente, meu colega obstetra (Dr. José Farias) chegou ao local, além do técnico de enfermagem e instrumentador cirúrgico (Gílson Júnior) também trazendo todo o material da cesariana.

Já havia anteriormente comunicado à equipe de reanimação cardíaca que havia indicação de cesariana para salvar a vida do bebê e ajudar na reanimação cardiopulmonar materna.

Realizamos a cesariana da forma mais rápida possível, sendo a bebê retirada em menos de um minuto, nasceu de uma maneira que em medicina denominamos "em morte aparente", não esboçando sinais vitais, como se estivesse morta. Mas para a alegria de todos os presentes, respondeu de imediato à ventilação por pressão positiva (máscara de ventilação e oxigênio), chorando forte e permanecendo estável sem necessidade de oxigenoterapia complementar. A escala de APGAR, utilizada para classificação de hipóxia ao nascimento, que vai de 0 a 10 no primeiro e no quinto minuto de vida, foi de 4 e 7.

Ao terminarmos de suturar o útero de Michelle, a equipe da UTI verificou que ela respondeu às medidas de reanimação e estava em arritmia cardíaca, num ritmo chamado fibrilação ventricular. Foi utilizado o desfibrilador cardíaco e, após a realização do choque (termo popular para o procedimento denominado desfibrilação cardíaca), o ritmo cardíaco da paciente voltou ao normal. A reanimação cardiopulmonar materna foi um sucesso!

Terminamos de realizar a cesariana, e já no final do procedimento, a paciente já respondia querendo respirar espontaneamente, mas, por segurança, optou-se por manter a via aérea pérvia, pois caso apresentasse alguma intercorrência, a via aérea já estava assegurada, sem contar com a analgesia adequada.

Expliquei o que aconteceu à mãe e à irmã de Michelle, na presença de assistentes sociais do hospital, depois visitei a recém-nascida e verifiquei que ela não tinha nenhuma sequela, estava respirando espontaneamente.

No início da noite, visitei Michelle na UTI e promovemos (por iniciativa do Dra. Fernanda Carvalho) o contato com sua mãe, Dona Sandra. Ainda torporosa (sedada por medicamentos para dores) conseguiu responder através de sinais e movimentação da cabeça e dos olhos durante a fala de sua mãe.

Maysa recebeu alta hospitalar com 48 horas de vida e retornou para ficar com a mãe após apresentar melhora clínica na enfermaria.

No dia após a parada cardíaca, levei meu equipamento de ultrassonografia portátil e realizei ultrassonografia de abdome total no leito na UTI, pois como realizamos a cesariana num local não adequado (mas era onde deveria ser feito mesmo), o risco de hematomas e demais coleções perioperatórias seria maior. A ultrassonografia evidenciou apenas litíase vesicular ("pedra na vesícula" biliar) e nenhum outro comemorativo ou intercorrência.

Michelle evoluiu com melhora progressiva, foi extubada (médicos da UTI retiraram o tubo orotraqueal) com cerca de três dias após a parada cardíaca. A hipótese diagnóstica da causa do óbito foi embolia por líquido amniótico, um diagnóstico de exclusão mediante a não confirmação de outras causas de óbito como a própria embolia pulmonar, depressão cardiorrespiratória secundária a drogas (como o sulfato de Magnésio), doença cardíaca preexistente, além da própria pré-eclâmpsia grave que pode levar a edema cerebral e acidente vascular cerebral. São raros os casos de parada cardíaca na gravidez, aproximadamente 1 para cada 30.000 nascimentos e, com os desfechos positivos materno e perinatal, o caso torna-se mais raro ainda.

Atuo na obstetrícia há mais de quinze anos, já passei por diversas maternidades de alto risco do estado de Pernambuco: Hospital das Clínicas, Hospital Barão de Lucena e Instituto de Medicina Integral Professor Fernando Figueira (IMIP), mas nunca tinha realizado uma cesariana *perimortem*. São poucos obstetras no mundo que tem esta experiência. Minha linha de pesquisa do mestrado foi mortalidade feminina em idade reprodutiva e incluí na pesquisa os óbitos maternos. No doutorado (não tenho o título de Doutor, faltou a tese), minha linha de pesquisa foi morbimortalidade materna e perinatal. O fato de estudar, nestas pós-graduações, diversos casos de óbitos maternos e morbidades maternas graves ajudou bastante no entendimento das gestações de alto risco na prática obstétrica. Além disso, tenho curso de provedor e de instrutor do Advanced Life Support in Obstetrics (Also), fui treinado e já treinei médicos obstetras para situações de emergências maternas e fetais, incluindo a reanimação cardiopulmonar na gravidez. Desde acadêmico, no quinto período, sou plantonista de obstetrícia. A teoria sempre esteve aliada à prática durante a minha formação obstétrica, eternamente em andamento e aprendendo dia após dia.

Todo este histórico curricular e de trabalho não é para isoladamente dizer que estava completamente preparado, apenas sabia o que tinha de ser feito e no momento certo. De nada valeria a cesariana *perimortem* se não tivesse um time trabalhando de forma integrada. Naquele dia, no Hospital Memorial Guararapes, todos ajudaram, tudo deu certo. Graças a esta sintonia e à ajuda de Deus, conseguimos salvar a vida de uma mãe e sua filha.

O sentimento que tenho hoje é de que já passei por todas as emergências em obstetrícia (só faltava esta) e valeu a pena todo afastamento da família, diversos casos graves já atendidos, cursos e pós-graduações. Sinto-me, hoje, um obstetra agraciado por Deus, por este procedimento "que faltava" em minha carreira obstétrica. Tenho orgulho da equipe que trabalhou comigo naquele plantão, sem eles o resultado com certeza teria sido outro.

No mesmo dia 6 de janeiro, num grupo de whatsapp que participo, formado pela equipe de Obstetras do Hospital Memorial Guararapes, recebi a seguinte mensagem da Dra. Helaine Rosenthal:

> *Boa noite, hoje tivemos uma grande emergência na sala de parto. Paciente com pré-eclâmpsia grave e que teve uma parada cardiorrespiratória. Feita uma cesárea perimortem na sala de parto. Houve ajuda e solidariedade de todos os setores do hospital bloco, UTI, enfermagem e corpo clínico. Meus parabéns a Glaucius, que conduziu a equipe com maestria! Não esperaria menos de você! Essa é uma de nossas funções nessa vida!*

Dra. Helaine também repassou ainda uma outra mensagem do Grupo de Gestores do Hospital, escrita pela chefe da Enfermagem Obstétrica, Lidiane Pontes:

> *Gostaria de parabenizar ás equipes da emergência, do bloco cirúrgico, UTI adulto e sala de parto. Hoje a gestante chegou no nosso serviço com iminência de eclâmpsia, evoluiu para parada cardiorrespiratória, o que levou Glaucius (obstetra do plantão) a realizar uma cesárea perimortem dentro da sala de pré-parto. Gostaria de citar o nome de cada um que estava ali, em especial a Dra. da UTI (Fernanda Carvalho), os técnicos de todos os setores envolvidos que estavam lá! Foi lindo de ver! Todos atuando juntos em prol de salvar mãe e bebê, funcionando como uma orquestra, executando com maestria seus papéis. Fui chamada para ser assistencial (o que não foi preciso), então eu e Rose fomos exercer nosso papel como gestoras. Saí agora do hospital muito feliz e orgulhosa de todos e decidi manifestar aqui a felicidade contida. Nós fazemos a diferença todos os dias!*

Eu também escrevi no grupo de whatsapp dos Obstetras sob forte emoção:

> *Um monte de gente ajudando, o milagre aconteceu... A maior tragédia da obstetrícia transformou-se no maior milagre da obstetrícia...*
>
> *Valeu a pena todos os estresses pelos quais já passei. Eu não tive dúvida de que tinha de realizar a cesariana perimortem. Parece besteira, mas muitos esquecem. O mérito é do trabalho em equipe, porque cesárea perimortem não dá certo se não tiver o médico intensivista (Fernanda Carvalho) reanimando, o anestesista (Edson Netto) intubando e cuidando das vias aéreas,*

a equipe de enfermagem (Laryane, Adriana, sem contar com diversos técnicos de enfermagem) unida e trabalhando em conjunto com a equipe obstétrica e os neonatologistas prontos (Adriano e equipe) para reanimar o recém-nascido. Meu amigo José Farias chegou e me ajudou porque iria realizar a cesariana com qualquer pessoa que estivesse na sala de parto, e acabei operando com um obstetra mais experiente que eu. Gílson Júnior, um técnico de enfermagem e instrumentador de primeira qualidade propiciou que a cesariana perimortem, além de uma equipe experiente, tivesse todo o material cirúrgico, afinal, minha ideia inicial era operar apenas com uma lâmina de bisturi porque seria mais rápido. Não foi preciso, todo material cirúrgico chegou muito rápido.

O mérito é da equipe que soube trabalhar de forma integrada. O que tinha que fazer foi feito... não apenas pela minha experiência pessoal, mas porque fiz o treinamento de provedor e instrutor do ALSO (Advanced Life Support in Obstetrics). Fui treinado para este momento! Estávamos todos lá... E Deus estava lá também!!!

Passada toda a emoção, vale a pena refletir sobre como podemos melhorar ainda mais do ponto de vista técnico, humano, ético e administrativo. Enquanto uns procuram dividir, outros procuram multiplicar... Provocar discórdia, ser antiético, falso, denunciar de forma injusta um profissional é dividir.... Recentemente vocês acompanharam isto! O mesmo profissional recém-criticado em conjunto com tantos outros profissionais multiplicou conhecimento teórico, humano e prático. Só tenho a agradecer a todos que viram, porque a energia positiva fez com que o milagre acontecesse. Não dá para explicar, só dá para sentir mesmo.

Decidi fazer obstetrícia inspirado num cara que que conheci em 1998 e era bom na teoria, na prática e na relação médico-paciente: sou o discípulo mais velho e com muito orgulho do

Professor Dr. José Carlos.

Quando dá tudo errado, a culpa é do médico. Quando dá tudo certo, o responsável é Deus. Obrigado Deus porque hoje tivemos uma equipe integrativa, íntegra e ativa!!!

A experiência de hoje tem preço? Não!!! Mas tem um valor inestimável...

Nada foi mais humanizado em obstetrícia (ao meu ver) do que o que aconteceu hoje!

Foi um dos momentos mais emocionantes na minha jornada de médico. A competência e o empenho de todos foram fundamentais para o êxito alcançado. Senti um profundo orgulho da minha profissão e de fazer parte desta equipe e deste serviço. São momentos como esses que nos fazem pensar: valeu a pena, fazemos a diferença.

Feliz 2017, hoje, 6 de janeiro de 2017, dia de Reis, dia da gratidão!!!

Inúmeros profissionais de saúde do hospital presenciaram a cesariana *perimortem* na sala de pré-parto, incluindo acompanhantes e outras pacientes que se encontravam na sala de parto. Quando decidi operar Michelle no pré-parto, sabia realmente o que tinha de fazer, mas estava plenamente consciente de que se desse errado – e as chances eram enormes – talvez eu perdesse até o meu direito de exercer a Medicina, poderia ter o meu registro médico cassado, pois, caso o desfecho fosse negativo, seria fácil me acusar de ter operado uma paciente em local inadequado, ou mesmo de ter operado uma paciente de alto risco numa maternidade de baixo risco. Imagine ainda se eu transferisse Michelle e, na ambulância, ela apresentasse a parada cardíaca durante o transporte. Uma outra situação que poderia acontecer, era eu estar operando outra paciente quando Michelle apresentasse o quadro de parada cardíaca. Graças a Deus, todos estavam nos lugares certos e na hora certa. Acusar alguém de erro médico é algo muito fácil. Praticar obstetrícia no Brasil é algo extremamente perigoso, já existem muitos profissionais praticando-a de forma defensiva, na qual se evita entrar em complicações, registra-se mais no prontuário do que se realiza na prática. Quando se dedica muito tempo ao papel, à parte burocrática, muitas vezes a assistência é comprometida. Cada vez mais se exige do profissional de saúde que escreva mais e isto certamente compromete a sua assistência. Existe muito sentimento em obstetrícia, em geral nós, obstetras, temos o *"feeling"* de perceber quando algo dá errado. A experiência mostra isso. Eu cancelei a transferência de Michelle para uma maternidade de alto risco quando ela estava conversando comigo, senti algo diferente, como se eu já soubesse que complicaria, depois que ela apresentou um episódio de vômito, indiquei a cesariana de emergência e chamei o maqueiro, mas não deu tempo: Michelle apresentou a parada cardíaca na sala de pré-parto e, como já havíamos alertado a equipe do bloco cirúrgico, trouxeram todo o material para que eu pudesse operá-la com todas as condições na sala de pré-parto. Mas se eu tivesse operado Michelle apenas com uma lâmina de bisturi, teria dado certo? Não sei, agradeço a Deus todos os dias por aquele momento iluminado e pelas pessoas que trabalharam de forma surpreendente naquele plantão.

Ao sair da cesariana, senti-me diferente, as pessoas olhavam admiradas para mim pelo que acontecera, sabiam que o procedimento era algo arriscado, mas que foi fundamental para que tudo desse certo. Foi como atuar numa guerra e eu, que sou médico militar, também fui preparado para situações como esta. Mas o plantão continuou e ainda tínhamos a cesariana adiada daquela gestante cujo marido (graças a Deus) foi almoçar. Cheguei no quarto da gestante novamente e disse ao seu esposo:

– Obrigado por atrasar a cesariana, por você ter saído para almoçar e termos adiado o horário da cesariana de sua esposa. Um dia você vai entender o porquê de tudo isso.

Depois de uma cesariana *perimortem*, a vontade que dá é de parar, ficar rezando, agradecendo a Deus, calado, em sintonia com Ele, porque isso não é algo que acontece todos os dias e, principalmente, de uma forma tão positiva. Mas o plantão continuava com os atendimentos, tínhamos que também ficar atentos ao quadro de Michelle e eu teria de ser mais profissional ainda e continuar trabalhando. Operei a gestante com a cesariana já adiada e atendi a outras pacientes.

Por volta de 18h, levamos a mãe de Michelle, Dona Sandra, para promover o primeiro encontro com a filha, já relatado sumariamente. Aquilo ali foi algo surreal e inesquecível. Estávamos eu, Dra. Fernanda, Dona Sandra e Michelle no leito da UTI. Michelle, mesmo intubada e sedada, reconheceu a mãe e balançou a cabeça na direção dela. Naquele momento, peguei meu celular, ainda meio desconfiado pelo mal julgamento das pessoas e pedi para Dona Sandra para que eu gravasse aquele momento. O vídeo simplesmente foi muito emocionante; nele, Dona Sandra falava para a filha:

Olha, meu amor, sua filha é tão linda que nem você, meu amor, mamãe está tão feliz que você está acordando. "Mainha" te ama demais.

Só uma médica e mãe tão sensível como a Dra. Fernanda Carvalho para se preocupar com tudo desde a parada cardíaca. Nunca vi uma médica tão entusiasmada e confiante na reanimação cardíaca. Normalmente, as pessoas revezam durante a reanimação, mas Dra. Fernanda Carvalho não saía de cima de Michelle, coordenava todos os envolvidos de forma ativa. Depois da parada cardíaca, preocupou-se com as dores de Michelle e conversou com o anestesista para minimizá-las e ainda teve o cuidado de se preocupar com o encontro da mãe com a filha, mesmo em estado grave.

Posteriormente, a própria Michelle autorizou a divulgação do vídeo que percorreu o mundo todo. Além disso, diversos vídeos foram gravados logo após o nascimento de Maysa, que não apresentou nenhuma sequela, não precisou de oxigenoterapia após os primeiros cuidados e recebeu alta hospitalar em 48 horas.

Dr. Edson Netto, anestesiologista, foi outro profissional que teve um papel significante na reanimação cardiorrespiratória e cesariana *perimortem* de Michelle. Lembro-me perfeitamente de falar com uma voz amargurada, nervosa, por indicar uma cesariana de emergência de uma gestante de alto risco. Eu pressentia que algo não ia bem e tenho convicção de que Dr. Edson percebeu aquilo na minha voz. No dia, ele até me falou que estranhou o fato de eu estar demorando em levar a paciente para o bloco cirúrgico, mas, quando foi avisado da parada cardíaca de Michelle, saiu correndo do bloco cirúrgico à sala de pré-parto.

Intubou Michelle com a rapidez de quem era plantonista da maior emergência médica pública do Recife, o Hospital da Restauração. Dr. Edson já estava acostumado com inúmeras situações adversas por trabalhar naquele hospital, mas me contou que o caso de Michelle foi o mais emocionante de todos.

Uma vez, Dona Sandra, mãe de Michelle, revelou-me que foi abordada por uma pessoa num ônibus quando ia para o seu trabalho que disse:

"Sandra, você deveria processar aquela equipe médica. Como é que fizeram uma cesariana na sua filha sem anestesia?".

Mais uma vez, enfatizo: Michelle apresentou parada cardiorrespiratória na gravidez. Quando não retornam deste quadro, a cesariana deve ser realizada imediatamente, do quarto a o quinto minuto após a parada. Não dava tempo de realizar anestesia, tinha que garantir os órgãos mais vitais do nosso corpo: o coração (reanimado inicialmente por mim e pela Dra. Fernanda Carvalho) e os pulmões, cuja via aérea foi rapidamente assegurada pela presença do exímio anestesiologista Dr. Edson Netto. Ao realizar a incisão da pele de Michelle, ela não esboçou nenhuma reação, era como se ela estivesse morta.

À medida em que todos realizavam suas funções durante a parada cardiorrespiratória de Michelle e a cesariana *perimortem*, a equipe de enfermagem providenciava as medicações e equipamentos; Dr. Edson estava na via aérea, e Dra. Fernanda Carvalho coordenava a reanimação cardíaca. Operamos de maneira mais breve para tirar a Maysa do útero de Michelle. Foi tudo muito rápido, mas me lembro com muita emoção de quando tirei Maysa e a entreguei à equipe de Neonatologista. Ela estava bem "molinha", como se estivesse em morte aparente, mas não estava arroxeada, o que geralmente acontece quando a morte do bebê ocorre antes do parto — nos termos médicos, chamamos de cianose central. Após retirar Maysa, entreguei-a imediatamente ao neonatologista, Dr. Adriano Mendonça, um excelente médico e amigo antigo. Era contemporâneo meu no Colégio São Bento de Olinda e tínhamos uma amizade de longa data. Dr. Adriano realizou a ventilação por pressão positiva com máscara e Maysa começou a chorar já nos primeiros minutos de vida. Enquanto realizávamos o fechamento da cavidade uterina, ouvimos o choro de Maysa, o choro da vida, do sucesso da cesariana *perimortem* e eu perguntei a equipe:

– É o choro da bebê que fizemos o *parto*?

– Sim, Dr. Glaucius, é o choro da bebê, ela está muito bem! – alguém respondeu.

O meu questionamento se dava pelo fato de terem outras gestantes em trabalho de parto e o choro poderia ser de outro bebê que porventura teria nascido. Mas era o choro de Maysa, era pelo menos um dos milagres que teriam acontecido.

Naquele momento, algo mais extraordinário ainda aconteceu. Suturamos o útero de Michelle, Dr. Edson Netto e Dra. Fernanda Carvalho verificaram o ritmo cardíaco dela, que estava em fibrilação ventricular. Pediram um equipamento chamado desfibrilador para realizar a cardioversão em Michelle, ou seja, uma forma de fazer com que o ritmo cardíaco que estava anormal (irregular) voltasse ao normal (regular). E foi isso que aconteceu. Ela voltou ao ritmo cardíaco normal (sinusal, regular). Naquele momento, fiz o segundo questionamento, meio que óbvio, porém, por estar tão compenetrado na cirurgia, fiquei sem acreditar e perguntei à equipe:

Ela voltou?

Sim, Michelle além de ter superado o quadro de parada cardiorrespiratória também acabara de ganhar Maysa, que nasceu sem nenhuma sequela.

A realização deste procedimento foi muito importante para todos os envolvidos e, com certeza, para a Medicina de Pernambuco e do Brasil. Registramos um caso raro, de muita dificuldade, quando a mortalidade é bastante elevada tanto para a mãe quanto para o bebê. Conversando com diversos amigos obstetras, não encontrei nenhum que tivesse passado por esta situação com desfechos positivos maternos e perinatais. Eu mesmo já realizei parto em ambiente de UTI em gestante em estado terminal que, obviamente, não sobreviveu. Um amigo e renomado obstetra de Recife, Dr. Luís Lippo, já passou por uma situação complicada na triagem de uma maternidade pública em que trabalhava e realizou, apenas com uma lâmina de bisturi, uma cesariana *perimortem* numa gestante que chegou praticamente morta, salvando inicialmente a mãe, mas infelizmente o bebê já não estava com vida na hora da cesariana. Depois de alguns dias, ele informou que a mãe também acabou não resistindo e foi a óbito.

Terminei o plantão passando os casos para o meu professor, o Dr. José Carlos de Lima, que logo me falou:

> *"Glaucinho", estou muito orgulhoso de você, já estou sabendo de tudo, meus parabéns!!!*

Caramba, apesar de toda a amizade que tenho com o Dr. José Carlos, escrevo muito emocionado porque realmente foi ele a referência para me tornar ginecologista e obstetra. Fui seu acadêmico na Maternidade Bandeira Filho, no bairro de Afogados, em Recife, em 1998. Aprendi demais com ele neste período e decidi realizar residência médica em Ginecologia e obstetrícia no Hospital das Clínicas por causa dele. Dr. José Carlos sempre foi um excelente médico na teoria e na prática, além de um ser humano fantástico. Sempre quis me tornar alguém do seu gabarito. Ambos somos discípulos do Dr. João Sabino Pinho, estimado professor de Ginecologia da Universidade Federal de Pernambuco.

Após o término do plantão, fiquei em contato direto com a Dra. Fernanda Carvalho, que continuava no plantão da UTI do Hospital Memorial Guararapes, fomos trocando informações para uma assistência mais diferenciada para o caso de Michelle, unindo os seus conhecimentos de Medicina Intensiva aos meus de obstetrícia de alto risco. Tinha experiência em plantões em UTI Obstétrica, pois, no meu terceiro ano de residência em ginecologia e obstetrícia, cumpria plantões na UTI Obstétrica do Instituto de Medicina Integral Professor Fernando Figueira (IMIP). Infelizmente, os poucos casos de parada cardíaca que lá acompanhei não lograram êxito na reanimação, todas as pacientes faleceram.

Ao sair do plantão da sexta diurno, liguei para meus familiares informando o ocorrido. Deixei claro o meu orgulho de ter participado de um evento para poucos. Ninguém deseja uma cesariana *perimortem* para ninguém, mas o sucesso do procedimento me fez pensar que realmente havia passado pela maior prova de fogo que um obstetra pode passar. Logo eu, um simples plantonista de uma maternidade de baixo risco. Logo eu, com uma história de vida bem peculiar, que me ligava diretamente a tudo o que aconteceu.

3. O Grupo de whatsapp Cesariana *Perimortem*

No dia seguinte ao parto, 07 de janeiro de 2017, data de aniversário de meu filho João Pedro, resolvi criar um grupo de whatsapp com a Dra. Fernanda Carvalho e o Dr. Edson Netto para revisar o caso de Michelle e verificar se havia um relato parecido com o nosso na literatura. Além disso, precisávamos revisar a causa da parada cardíaca de Michelle e promover a assistência e a investigação adequadas da caso.

Discutimos aproximadamente vinte e cinco artigos científicos sobre cesariana *perimortem*. Investigamos as possíveis causas da parada cardíaca de Michelle e chegamos à conclusão de que se tratava de um caso de embolia por líquido amniótico, um diagnóstico de exclusão quando não se descobre a causa do colapso materno.

Compartilhamos fotos, vídeos do caso, nossas emoções sobre tudo o que aconteceu. O grupo ainda permanece ativo, e recebemos algumas informações sobre a pequena Maysa e sua mãe, Michelle.

Usamos a tecnologia de forma positiva para aprender mais e acompanhar o caso de Michelle e Maysa, bem como divulgar notícias relacionadas ao caso que repercutiu o Brasil e o mundo.

4. A divulgação nas mídias sociais, jornais e no Fantástico

Há algum tempo, utilizo as redes sociais com o intuito primordialmente educativo para diversas pessoas. Tenho o site www.drglaucius.com.br, a página do Facebook Dr. Glaucius Nascimento (www.facebook.com/drglauciusnascimento), e o Instagram (www.instagram.com/drglauciusnascimento) com o mesmo nome, @drglauciusnascimento. No começo, gostava de postar as fotos com os bebês de minhas clientes do pré-natal, além de fornecer dicas sobre ginecologia e obstetrícia, ultrassonografia e medicina fetal, minhas principais especialidades médicas e áreas de atuação. Desde 2014, passei a ter contato com a Medicina Integrativa, ou complementar, ou do estilo de vida, ou funcional. O nome pouco importa, o que mais importa é o contexto de um tratamento personalizado, centrado no cliente através da melhoria dos seus hábitos de vida. Um dos ícones marcantes desta minha mudança de paradigmas foi o colega e hoje amigo Ícaro Alcântara (www.icaro.med.br), que tem uma participação ativa nas redes sociais e que sempre me estimulou a avançar tanto nestas como também na confecção deste livro.

Depois do caso de Michelle e Maysa, fui convidado para participar de algumas entrevistas na imprensa aqui de Pernambuco e do Brasil. No dia 4 de fevereiro de 2017, concedi a primeira entrevista para o Programa Bem Estar e um programa de TV local, chamado NETV, da Rede Globo. No mesmo dia da entrevista, antes de passar a reportagem na imprensa, escrevi nas minhas redes sociais e no site.

Um parto bem diferente, a maior emergência de minha carreira médica, pouquíssimos minutos para tomada de decisão de uma cesariana para salvar a vida da mãe e do bebê. Cesariana perimortem (quando ocorre após uma parada cardíaca materna e durante a reanimação cardíaca) é privilégio de poucos obstetras, principalmente com resultados positivos para a mãe e para a bebê.

Graças a Deus e a uma equipe de assistência integrada (#equipetopdasgaláxias), médicos, enfermeiros, técnicos de enfermagem, maqueiros, todos os funcionários do Hospital Memorial Guararapes trabalharam neste caso inesquecível. Este sim foi verdadeiramente um exemplo do atendimento SUS em que acredito!!!

Não tem preço que pague a gratidão de ver mãe e filha saudáveis, inclusive em aleitamento materno, sem nenhuma sequela depois de tudo o que aconteceu.

Cada nascimento, uma história. E a história delas será lembrada para todo o sempre.

Está prevista uma reportagem sobre o caso no programa Bem-Estar, da Globo, na próxima segunda-feira, 6 de fevereiro de 2017, exatamente um mês depois!!!

Conforme já havia escrito, a entrevista do Programa Bem-Estar foi ao ar no dia 6 de fevereiro de 2017, sendo possível ainda a visualização pelo site[1].

Na reportagem foram entrevistados eu, a Dra. Helaine Rosenthal, Michelle e Dona Sandra. Os jornalistas e convidados do programa debateram a importância do pré-natal para a prevenção de gravidezes de alto risco como a de Michelle, principalmente comentado pelo Dr. José Bento.

Mais tarde no programa NETV, também publicado no G1 Pernambuco[2], o jornalista apresentou a história de Michelle e Maysa.

No próprio site, há um texto contando a história de Michelle e Maysa. Segue o texto:

> *Michelle e Maysa Santiago, mãe e filha, sobreviveram a um parto muito complicado. No dia 6 de janeiro, Michelle teve uma parada cardíaca prestes a dar à luz. Em um procedimento de emergência, a equipe médica fez o parto da bebê enquanto a mãe parecia não ter nenhum sinal vital. O caso é raro e ocorre em torno de um para cada trinta mil nascimentos.*
>
> *"Michelle ficou quase dez minutos sem dar um sinal de vida", disse o obstetra Glaucius Nascimento, que fez parte da equipe responsável pelo parto.*
>
> *A jovem conta que começou a passar mal ainda na sala de pré-parto. A pressão estava 16 por 10. "Comecei a passar mal, a sentir um 'queimor' em cima de mim e minha respiração faltando. Eu gritava que estava com falta de ar. Foi quando veio*

---

[1] globoplay.globo.com/v/5630597
[2] g1.globo.com/pernambuco/noticia/mae-tem-parada-cardiaca-na-sala-de-pre-parto-da-a-luz-sem-sinais-vitais-e-e-ressuscitada-depois.ghtml

uma agonia. Eu virei para o lado e vomitei. Apaguei. Aí eu não lembro de mais nada", disse.

Michelle teve um quadro de pré-eclâmpsia grave, que é um tipo de hipertensão na gravidez. O coração dela parou de bater pouco antes do parto. De acordo com o obstetra, foi preciso pensar muito rápido, pois a cesárea podia ajudar a salvar as vidas da bebê e da mãe.

"Em geral, esse procedimento é realizado numa situação de guerra, com o que tiver, pega-se o bisturi e opera do jeito que der. O hospital parou. De repente, eu me vi numa sala de pré-parto com tudo que eu precisava para operar. Fizemos a cesariana de urgência", afirmou Glaucius Nascimento.

"Tiramos o bebê em situação de morte aparente, mas logo no primeiro minuto ele já respondeu a uma ventilação por oxigênio, e no quinto minuto já tinha se recuperado. Eu escutei o choro do bebê. Naquele momento, a equipe se contagiou de alegria."

O ritmo cardíaco da mãe, mesmo que muito fraco, foi notado quando o obstetra já fechava seu útero. "Foi aí que foi possível realizar um procedimento denominado cardioversão, comumente chamado de choque. Quando os médicos (intensivistas) fizeram o choque, ela retornou para o ritmo cardíaco regular", afirmou o obstetra.

Bem-sucedido, o procedimento foi comemorado tanto pela equipe médica quanto pela avó de Maysa. Ao ver sua filha abrindo os olhos de novo, Sandra Santiago diz que a experiência foi a maior alegria que já teve.

"Na UTI, eu conversei com ela [Michelle]. Dizia: 'Mainha, volte para sua filha'. Só dela abrir os olhos para mim, meu Deus, foi a maior alegria da minha vida. A maior alegria acho que nem foi quando eu a tive, mas ao reencontrá-la", desabafou.

> *Após passar alguns dias na Unidade de Tratamento Intensivo do hospital, mãe e filha seguem bem e na enfermaria da unidade de saúde. "É para estar feliz mesmo. Lutar pela vida durante o parto, equipe correndo contra o tempo e no fim mãe e filha sobrevivem. Um fato raro", acredita a coordenadora do hospital, Helaine Rosenthal.*

No final da entrevista, exprimi um sentimento de gratidão pelo caso e pelos diversos anos de estudos, dezesseis anos de plantões em maternidades de baixo e alto risco, enfrentando casos difíceis, enfim, passou um filme da minha vida, que realmente se encaixava com o caso de Michelle e Maysa.

> *Esse caso é para a gente realmente parar e pensar que valeu a pena ter estudado, valeu a pena muitas vezes ter se afastado da família, muitas vezes ter atrapalhado a própria vida pessoal da gente, mas se tivesse que fazer tudo de novo, passar por tudo de novo para ter um caso como o de Michelle, eu não pensaria duas vezes, porque o sentimento de gratidão, ele é enorme.*

Após essas duas entrevistas, concedi uma outra muito especial para a jornalista Sílvia Bessa. Ela teve a curiosidade de realmente estabelecer a ligação que existia entre minha vida pessoal e o caso de Michelle e Maysa. A reportagem intitulada "O incrível encontro do doutor Glaucius" foi publicada no jornal Diário de Pernambuco, no dia 11 de fevereiro de 2017 e também está disponível na Internet[3].

---

3 www.impresso.diariodepernambuco.com.br/app/noticia/cadernos/emfoco/2017/02/11/interna_emfoco,163168/o-incrivel-encontro-do-doutor-glaucius.shtml

Segue a reportagem na íntegra:

> *Glaucius Nascimento é o médico que liderou a equipe salvadora da mãe, vítima de uma emergência rara na Medicina. Estava ele a seis passos do leito hospitalar de Michelle. Enquanto doutor Glaucius pede socorro à equipe, a enfermeira avisa: "Ela parou". Sem gradações, subitamente. O médico joga o celular para o lado e inicia as massagens cardíacas. Em segundos, colegas chegam, intubam-a e assumem as manobras. Ali, na sala de espera. Obstetra, coube a Glaucius Nascimento decidir. "Vou operar aqui mesmo." Como numa zona de guerra, resolveu. Cortou a barriga da jovem sem anestesia para que Maysa nascesse do ventre de Michelle Santiago, 27 anos, vítima de uma embolia pulmonar por líquido amniótico. Retirando o bebê, o fluxo sanguíneo seria redistribuído e ela, quase morta, voltaria — pensou. Foram dez minutos sem sinal de vida. Sobreviveram mãe e filha. Raríssimo. A história por trás da história é: o parto de Michelle foi a redenção de Glaucius.*

Foi o feliz encontro dele com ele mesmo. *"Hoje eu entendo tudo que aconteceu na minha vida por conta deste caso",* disse-me, quase em confidência, com voz esmaecida falando sobre suas intimidades. Era preciso entender quem era ele. Glaucius é um médico de 39 anos, dezesseis de formado. É a soma de muito estudo, foco voltado para a saúde da mulher e vivência de dramáticas experiências pessoais. Esse arcabouço o fez o médico que mereceu destaque na imprensa esta semana, quando foi divulgado o parto de Michelle, em 6 de janeiro, no Hospital Memorial Guararapes, Pernambuco.

Desde os primeiros estágios quando estudante de medicina, no sexto período de faculdade, tinha predileção pela ginecologia e obstetrícia. Fez duas residências para a sua formação: obstetrícia e medicina fetal. Pouco depois da formatura, perdeu a mãe, Dona Vilma, vítima de um câncer. Dona Vilma faleceu nos braços dele. *"Era alucinado por ela"*, conta a irmã, Ana. Pancada grande para quem foi formado para salvar. Seguiu. No mestrado, dedicou-se à mortalidade feminina em idade reprodutiva, entre 10 e 49 anos. Sorte de Michelle, ele passou anos lendo prontuário e assinalando medidas para que determinada mulher fosse salva. *"Em geral, óbitos maternos são evitáveis"*, acredita. O mestrado foi concluído em 2007. Quis prestar concurso para a Aeronáutica, onde hoje é capitão. No doutorado, estudou "morbimortalidade materna e perinatal grave", que trata de doenças causadoras de morte. Foi outra vez atropelado pelo destino. Amanda, sua esposa, engravidou. Era o sonho de Glaucius fazer o parto de seu filho. Com 35 semanas de gestação, Amanda acordou e disse: *"Não estou sentindo Mateus mexer"*. No relógio, 4h da manhã. Ele pegou o equipamento de sonar e não escutou o coração do filho. Levou a mulher para a Aeronáutica e comprovou. Estava na sala do parto que foi uma partida, dia 10 de abril de 2011. Amanda quase morre. *"Ficou conhecida como a paciente do hospital com acesso venoso mais difícil"*, recorda. Com 25 anos, Amanda tinha trombofilia e ele não sabia. Já havia cursado dois anos de doutorado. *"Eu gostava muito de estudar, pegava casos graves. Estava me achando sabido, importante"*. Abandonou o doutorado. *"Não consegui terminar. Não tinha sentido mais"*. Até que uma médica amiga, Dra. Cleone Novaes, o confortou: *"Você não teve culpa"*.

Glaucius se questionava. *"Não entendia tantos reveses e por que eu"*. A devoção à profissão o fez abrir consultório e tocar a vida. Começou a estudar gravidez de risco mais uma vez, até que retomou o foco: *"Eu vou fazer um bocado de parto, recuperar tudo isso"*, contou-me, relembrando o que pensou à época. Em casa, ele e Amanda resolveram ter um terceiro filho (já têm Allana). João Pedro agora está com quatro anos. Após contar sua vida, reconhece: *"Ninguém se prepara para a maior emergência que pode ocorrer em obstetrícia, mas admito que tive vários eventos que me prepararam para tomar a atitude certa na hora certa"*. Dr. Glaucius estava de plantão médico no hospital desde às 7h da manhã. Fez o impossível por Michelle (*"Sei da importância do que fiz, mas faço questão de dizer um milhão de vezes que, se não tivesse a equipe inteira lá, não tinha como"*). Depois de suturar a barriga da mãe da pequena Maysa, o doutor recomeçou. *"Fui cuidar da outra paciente que estava me esperando"*.

A entrevista de Sílvia Bessa coroava todo um trabalho e uma história de perdas pessoais. O filho que não pude salvar serviu de estímulo para ajudar as diversas clientes que atendia no meu consultório, do meu jeito, com o meu cuidado, do jeito que queria para o meu filho. E a força que vi na minha esposa ao se recuperar na UTI e conseguir ter outro bebê serviu de exemplo para que eu estimulasse outras mulheres a realizarem os seus sonhos depois de algumas perdas, sejam elas por abortamentos ou por óbitos fetais tardios, no 6º, 7º, 8º ou 9º mês de gestação. Havia me tornado há alguns anos referência em gravidezes de alto risco, especialmente para gestantes portadoras de trombofilias, porque possuía experiência teórica, prática (por acompanhar diversos casos posteriormente) e pessoal (vivi o drama de perder uma gestação e da quase morte de minha esposa). Um dia me senti um dos piores obstetras de minha cidade. Em cerca de seis anos, consegui também renascer para a obstetrícia, ressurgir de forma brilhante com o caso de Michelle e Maysa, além de diversas gravidezes de alto risco que acompanhei neste período.

Veio, então, a entrevista do programa Fantástico, que abrilhantou o trabalho de muitos anos. Lembro-me de que acabara de chegar de minha pós-graduação em Nutrologia e assisti ao programa com minha família: minha esposa Amanda e meus filhos Allana e João Pedro. Após ter aparecido na TV, olhei para os meus filhos e vi o orgulho nos olhos deles. Meu filho passou a me perguntar quase que diariamente quando que eu apareceria de novo na televisão. Minha filha e minha esposa também se sentiram muito orgulhosas. As minhas redes sociais, que já estavam bombando com milhares de comentários e compartilhamentos, explodiram de vez após a entrevista no programa Fantástico. Recebi inúmeros agradecimentos nas mídias sociais, telefonemas e mensagens de whatsapp. Era impossível responder a todos os comentários, foi quando resolvi escrever uma nota de agradecimento a todos nas minhas redes sociais e site.

> *Eu queria poder agradecer cada pessoa que elogiou nosso trabalho (em equipe), compartilhou os links dos diversos vídeos e fotos sobre o assunto, das queridas clientes que relembraram o meu acompanhamento. Foi muita gente, eu teria de realmen-*

te deixar até de trabalhar por alguns turnos para tentar responder. Mas a vida segue, o trabalho normal diário continua.

Orgulho demais, porém com a mesma humildade e simplicidade. Continuo com a mesma rotina diária. Tenho plena consciência do meu ato quando da realização daquela cesariana perimortem, mas não estaria colhendo os louros da vitória se eu não contasse com profissionais de saúde brilhantes como já venho citando desde minha primeira postagem sobre o assunto. O maior legado de tudo isso é ter seguido em frente. Ousar quando muitos se ausentam, trabalhar em equipe quando muitos se dividem, insistir no que é correto por mais que seja difícil e desgastante. Meu muito obrigado a todos e, mais uma vez, a todos que participaram daquele momento inesquecível, meu sincero reconhecimento da importância de todos que estavam lá!!!

A reportagem do Fantástico da edição do dia 12 de fevereiro de 2017 apresentava o título: "Coração de grávida para de bater pouco antes de dar à luz". "Em Recife, Michelle tem parada cardíaca antes do parto devido a pré-eclâmpsia e médicos lutam para salvar sua vida e da sua filha. O Fantástico mostra a história impressionante de um parto de altíssimo risco em Jaboatão dos Guararapes, na região metropolitana do Recife. Quando o coração de Michelle, grávida de 9 meses, parou de bater, começou uma angustiante corrida contra o tempo para salvar sua filha, Maysa. Michelle teve pré-eclâmpsia pouco antes de dar à luz. Duas vidas por um fio, mas que tiveram um final feliz". A matéria do fantástico ainda está disponível na internet[4].

---

4 g1.globo.com/fantastico/noticia/2017/02/coracao-de-gravida-para-de-bater-pouco-antes-de-dar-luz.html

A história também foi contada em diversos sites internacionais, destacando-se o *Daily Mail*, o jornal britânico publicado inicialmente em 1896 e considerado o mais popular depois do *The Sun*[5].

O caso de Michelle e Maysa também foi mostrado pelo programa de TV americano *Right This Minute*, que exibe vídeos que viralizam por se tratarem de histórias sérias e pouco frequentes. Os apresentadores consideram um caso como um verdadeiro milagre[6].

---

5 www.dailymail.co.uk/health/article-4219860/Mother-baby-resuscitated-DYING-labour.html

6 www.rightthisminute.com/video/rtmtv-doctors-work-miracles-when-mom-and-baby-die-labor

5. O RETORNO DA FAMÍLIA DE MICHELLE AO MEU PLANTÃO

Passada toda a repercussão midiática do caso, recebi a visita de Michelle, Mirelle (irmã de Michelle) e de Dona Sandra em meu plantão. Essa visita me emocionou bastante porque, mais importante do que o reconhecimento de todos os veículos de comunicação, era o reconhecimento da família de Michelle. Não valeria de nada se elas não tivessem este sentimento de gratidão para com a minha pessoa. Lembrei-me inclusive de que, na ocasião da parada cardiorrespiratória de Michelle, tive de praticamente expulsar sua irmã da sala de pré-parto para que não sofresse ao visualizar nossas manobras de reanimação ou mesmo a própria cirurgia. Ela permaneceu bem próximo à sala de pré-parto e recebeu todas as informações assim que o procedimento foi finalizado.

Achei muito legal essa visita e, de coração, mais importante do que toda a repercussão midiática, mesmo porque o mais importante não era o reconhecimento, a valorização do procedimento, mas, sim, as vidas de Michelle e Maysa. No dia 23 de fevereiro de 2017, escrevi como foi essa visita nas redes sociais.

No meu último plantão, recebi uma visita muito especial. Michelle, Mirelle (Irmã) e Dona Sandra (mãe de Michelle e Mirelle) foram me agradecer ao tão comentado caso da cesariana perimortem, em nome de toda equipe de assistência.

Não tem dinheiro que pague o reconhecimento do nosso trabalho, a satisfação de poder ajudar mesmo diante de tomadas de decisões tão difíceis e rápidas.

Eu agradeço a Deus e a toda equipe que trabalhou comigo neste plantão como sempre citei (médicos, enfermeiros, técnicos de enfermagem, maqueiros), todos foram importantes!!!

E o mais importante mesmo é o sentimento de gratidão, é, toda vez que lembrar, emocionar-se e perceber o sentimento verdadeiro olhando nos olhos de cada um. Desta vez os nossos corações bateram mais forte, mas sem nenhuma parada cardíaca, sem bisturi, apenas muito carinho mesmo! Dei um abraço forte em cada uma, prometi que queria ainda reencontrá-las com calma (plantão agitado). Guardarei este caso e estas lembranças para o resto da minha vida!!!

6. Meu encontro com Andreia Friques, Gisela Savioli e o Dr. Roque Savioli

Talvez pouca gente saiba, mas, desde 2014, quando tive uma quebra de paradigmas na minha prática médica, resolvi estudar outras especialidades médicas. A Nutrição Materna por exemplo me encantava, motivo pelo qual passei a estudar inúmeros artigos científicos sobre o tema com excelentes resultados práticos no dia a dia do consultório. A alimentação é a base da saúde. Após inúmeras postagens de artigos científicos e discussão científica sobre o assunto Nutrição Materna e em grupos de whatsapp, recebi o convite no dia 14 de fevereiro de 2017 para ministrar a aula no módulo de Nutrição Materna para a Primeira Turma de pós-graduação em Nutrição Materno-Infantil na Prática Clínica e Ortomolecular, coordenado pela querida Nutricionista do Espírito Santo, Andreia Friques, bem conhecida no Instagram como @nutricionistamaternoinfantil, mas recentemente voltou a utilizar o seu próprio nome no Instagram[7].

O curso de pós-graduação era em São Paulo, para mim um grande desafio que, graças a Deus, consegui cumprir da melhor forma possível. Fui escolhido aqui em Pernambuco para ministrar um curso para Nutricionistas de todo o Brasil e

---

[7] www.instagram.com/andreiafriques/

de uma renomada instituição, a FAPES, do Professor Efraim Olszewer, pioneiro na prática Ortomolecular no Brasil e autor de diversos livros na área da saúde. Só que o desafio se tornou ainda maior à medida em que eu conhecia pelo Instagram as alunas que participavam do curso. Uma delas me chamou atenção, a querida e abençoada Gisela Savioli[8], autora de diversos livros em nutrição funcional e que apresenta o programa Mais Saúde da Canção Nova.

Gisela Savioli foi a nutricionista responsável pela alimentação dos participantes da V Conferência dos Bispos da América Latina e Caribe em Aparecida (SP), durante a visita do Papa Bento XVI e sua comitiva, em maio de 2007. É formada pelo Centro Universitário São Camilo e especializada em saúde da mulher. É pós-graduada em nutrição clínica funcional e membro do Centro Brasileiro de Nutrição Funcional. É autora dos livros *A filha da fé, Tudo posso mas nem tudo me convém, Escolhas e Impactos – Gastronomia Funcional, Alimente bem suas emoções, Desafio do bem* e, mais recentemente, *Nutrição, saúde e fertilidade.* Eu tinha quase todos os livros da Gisela e era profundo admirador de seu trabalho.

Fiquei imaginando como é que eu, obstetra, daria conta de ministrar um módulo sobre Nutrição Materna para especialistas na área, alguns com mais de quinze anos de formação? Existia um grande diferencial que nem eu mesmo enxergava. Como tenho uma experiência em atender e assistir os partos de uma enorme quantidade de gestantes ao longo dos anos, muitas inclusive de alto risco, pude enxergar diretamente os impactos positivos que a orientação nutricional e a suplementação vitamínica personalizada são capazes de

---

8 www.instagram.com/giselasavioli

causar na vida das mamães e de seus bebês. Sempre fui de pesquisar artigos e estudar bastante, tenho uma quantidade absurda de artigos científicos no meu computador. E, nos últimos anos, passei a estudar muito Bioquímica, uma disciplina dos cursos de saúde que poucas pessoas gostam. Ao confeccionar minha apostila do curso, surpreendi-me com a quantidade de slides da aula, eram mais de seiscentos. Assim, unindo meus conhecimentos práticos Obstétricos à teoria e prática da Nutrição, pude mostrar à turma de pós-graduação a visão obstétrica da Nutrição Materna. Foi uma experiência também bastante importante na minha carreira médica. Como vídeo motivacional para a turma, separei os seis minutos da reportagem do Fantástico sobre o caso de Michelle e Maysa, emocionei-me muito e a turma também, aplaudindo calorosamente ao final do vídeo.

A querida Andreia Friques tem uma história marcada com uma grande perda na sua vida, a de sua filha que possuía um defeito congênito grave. E resolveu também escrever um livro intitulado *O Segundo Sol*, que conta as experiências vividas por uma jovem mãe (a própria Andreia) desde o momento em que recebe a notícia de que espera um bebê malformado, "inviável" e aborda temas como amor, fé, dor e superação, além de trazer uma relevante reflexão aos profissionais da área de saúde. Andreia padeceu da dor que não tem nome, assim como eu que perdi o meu filho. As coincidências eram óbvias demais para que se denominasse como acaso. Era providência divina.

E foi através desse curso coordenado por Andreia Friques que fui convidado pela Gisela Savioli para jantarmos com seu esposo. A ideia era conversar sobre Nutrição. Eu tinha pedido a Gisela um exemplar de seu livro *Escolhas e Impactos*, o único que não possuía. Fui à casa dela e conheci seu esposo, o renomado cardiologista Dr. Roque Savioli. Ganhei os livros *A Filha da Fé* e o *Escolhas e Impactos*, da Gisela Savioli, autografados e com dedicatórias. E eis que o Dr. Roque me presenteou com um exemplar também com dedicatória do best-seller *Milagres que a Medicina não contou*. Eu nem sabia que o Dr. Roque era um renomado escritor, só estudava ginecologia e obstetrícia, medicina fetal e nutrição materna. Apesar de tudo o que aconteceu comigo no caso de Michelle e Maysa, era óbvio que tinha de ler sobre medicina e espiritualidade. E foi quando jantamos e conversamos bastante sobre tudo, menos sobre nutrição funcional. Tenho uma formação católica bem-consolidada, já fui coroinha, participava e tocava nas missas, retiros, cenáculos e grupos de jovens do Colégio Imaculado Coração de Maria, com o Diácono Agostinho Soares, um verdadeiro pai na vida de muitos jovens em Olinda, cidade em que morei durante quase trinta anos. Todas as vezes que conversávamos sobre religião, encontrávamos algumas "coincidências" na minha vida e na vida do Roque e da Gisela. Aquele dia foi marcante. Ambos, Gisela e Roque, estimularam-me para que eu escrevesse este livro.

7. O reencontro com Michelle e Maysa na homenagem à equipe integrada, na Câmara Municipal do Recife, e o meu renascimento, a história da minha vida

Ainda no mês de junho de 2017 recebi uma homenagem da Câmara Municipal do Recife, proposta pelo advogado Dr. Wilson de Miranda Filho ao vereador Benjamin Gonçalves. Foi uma cerimônia muito bonita que homenageou não apenas a minha pessoa, mas também alguns dos diversos profissionais de saúde que participaram da cesariana *perimortem* de Michelle. Estavam presentes eu, a Dra. Fernanda Carvalho, a enfermeira Maria Adriana e o técnico de enfermagem e instrumentador cirúrgico Gílson Carnaúba. Era o momento de realmente ratificar oficialmente a importância da equipe integrada e de diversas especialidades médicas e de enfermagem, seja no nível técnico ou superior. Mais ainda, um novo reencontro com a família de Michelle e Maysa. Aquilo me fez um bem enorme, perceber que Maysa estava crescendo forte e saudável, sem contar com Michelle, que sequer lembrava aquela paciente que apresentou o quadro de parada cardiorrespiratória na gravidez.

Recebemos elogios do vereador Benjamim Gonçalves ("Benjamim da Saúde") – técnico de enfermagem –, placas comemorativas e pude ainda falar em público sobre o caso, desta vez sem cortes, sem edição. O discurso foi feito de última hora, na véspera da homenagem, em menos de uma hora. Mas saiu do coração:

Definitivamente não sou um médico formal. Sou até de certa forma tradicional, mas que prefere uma conversa a um discurso, inovar com muito bom senso, de forma plenamente consciente. Assim, gostaria de olhar para toda a plateia e adentrar no coração de cada um, transmitindo minha felicidade, alegria e satisfação pela presença de todos vocês.

Saliento aqui perante a todos a resolução 1974 de 2011, do Conselho Federal de Medicina, que enfatiza que homenagens oferecidas a médicos por instituições públicas são permitidas. Assim, ainda que não se trate de uma homenagem partindo de uma entidade médica ou mesmo acadêmica, trata-se de uma homenagem de grande porte, prestada por representantes do Governo de nossa cidade. E, para mim, é muito, mas muito mais honroso receber esta homenagem deste órgão público do que de qualquer órgão fiscalizador de classe ou mesmo alguma sociedade médica.

O caso a ser resumido por mim teve repercussão nacional e internacional, mas nada, nada vai me tirar o sentimento de plenitude, junto com todos os profissionais envolvidos, de poder olhar para a Maysa, para a Michelle e ficar feliz por estarem vivas e saudáveis. Não busco reconhecimento, graças a Deus eu já o tive e sei que tudo isto é menor do que o fato em si. Então deixem-me contar esta história de amor, de saúde e de fé.

A HISTÓRIA CONTADA SOB A MINHA ÓTICA, SEM CORTES

Seis de janeiro de 2017, lembro-me perfeitamente daquele dia... Um plantão de obstetrícia considerado normal, ou seja, bastante agitado com vários atendimentos numa maternidade de baixo risco na região metropolitana do Recife. O atendimento ético inicial realizado a Michelle pela equipe de enfermagem já havia norteado a conduta. Gestante fora de trabalho de parto, com 9 meses, com níveis pressóricos elevados e proteinúria positiva 4 cruzes. Diagnóstico: Gestação de Termo, pré-eclâmpsia grave, ou seja, gestação de alto risco. A conduta neste caso é estabilização do quadro clínico e transferência para uma maternidade de alto risco. Mas, em Medicina, o sexto sentido conta e muito. Enquanto ligava para a Central de Regulação de Transferências, Michelle, que inicialmente estava conversando normalmente comigo, vomitou e ficou obnubilada, torporosa, numa linguagem coloquial, ela estava diferente, tonta, com uma voz "embolada". Naquele momento, desliguei o telefone e indiquei a cesariana de emergência. A transferência ao meu ver colocaria a paciente num risco desnecessário. Falei com o anestesista e amigo Edson Netto que, em nenhum momento, contestou a indicação ou a gravidade do caso, ao contrário, ainda falou que poderia levar a paciente para a sala de cirurgia de imediato. Mas eis que subitamente Michelle apresenta quadro de parada cardiorrespiratória a aproximadamente cinco passos de onde eu me encontrava, e a enfermeira Maria Adriana grita por mim: "Glaucius, parou, Glaucius, ela parou!!!". Desesperadamente fui até a Michelle e comecei as massagens cardíacas iniciais. Rapidamente, a equipe de enfermagem providenciou a ajuda de inúmeros colegas médicos e de enfermagem que assumiram a reanimação cardiorrespiratória, em particular o Dr. Edson, que estranhara o fato de a paciente não ter chegado ao bloco cirúrgico e veio correndo para a sala de pré-parto, iniciando um dos principais procedimentos para a vida de Michelle, a garantia da via aérea. Com a habilidade de um exímio anestesista e plantonista da maior emergência do estado de Pernambuco, Dr. Edson conseguiu rapidamente a intubação orotraqueal enquanto a Dra. Fernanda Carvalho e o Dr. Antônio Guerra comandavam, em conjunto com a equipe de enfermagem, a reanimação cardíaca materna. Restava a mim a realização do procedimento que havia me preparado durante toda a minha carreira: a cesariana perimortem. Poucos profissionais de saúde no Brasil e no mundo têm a experiência de participar de um caso como este e, principalmente, com um desfecho tão positivo quanto este. E não desejo a ninguém. Na parada cardíaca materna, as diretrizes mais recentes indicam que a cesariana deve ser realizada em cinco minutos após a parada cardíaca, para permitir salvar o bebê e também a mãe. Por conta de toda uma história Obstétrica, sabia o que tinha de fazer e comecei gritando: "Eu quero a lâmina de bisturi, por favor, me dê uma lâmina de bisturi". E mais uma vez a equipe de enfermagem do bloco cirúrgico trouxe não apenas a lâmina de bisturi, como todo o material cirúrgico. Eu operei Michelle com outro exímio obstetra, o Dr. José Farias, e ainda com o instrumentador, o técnico de enfermagem e meu amigo, Gílson Carnaúba, na própria sala de pré-parto. Ao retirar Maysa numa cesariana ultrarrápida, enquanto imaginava que a minha carreira estava se encerrando, Dr. Adriano Mendonça, Neonatologista, realizava ventilação por pressão positiva em Maysa, que respondeu imediatamente com um choro forte, não necessitando de nenhum outro procedimento invasivo, nascendo sem nenhuma sequela. Todos da equipe de assistência usaram o choro de Maysa como um grande estímulo para permanecer acreditando que tudo daria certo. Logo após o choro de Maysa e o fechamento da cavidade uterina, foi realizada cardioversão, o conhecido choque e, milagrosamente, Michelle voltou ao ritmo cardíaco normal. Ao término do procedimento, expliquei a gravidade do caso à sua mãe e à sua irmã, e logo em seguida visitamos Michelle, que mesmo intubada, sem conseguir falar, já respondia quase que de imediato ao primeiro contato com sua mãe. Eu me lembro de quando vi aquela cena, foi quando eu tive a noção do milagre que aconteceu, ambas, mãe e filha, iriam sobreviver sem nenhuma sequela. A Dra. Fernanda Carvalho permaneceu no plantão da UTI e permitiu que a evolução clínica de Michelle continuasse surpreendente. Nos dias subsequentes, toda equipe do hospital também contribuiu para o sucesso do caso de Michelle até a sua alta.

Mas que trajetória é esta a minha? Quem é o Doutor Glaucius?

Sou o filho mais novo de um bancário com uma professora, típico casal de classe média, nascido aqui no Recife. Aos nove anos, tive a minha primeira perda: meu irmão Sérvulo. Faleceu subitamente com dezesseis anos de idade por um tumor cerebral após diversas crises de enxaqueca. A dor não foi na cabeça, a dor foi na minha alma, no meu coração. Perdi a minha referência masculina, aquele que me ensinou a torcer pelo Sport Club do Recife, a simpatizar pela música, pelo violão, pelo mar e pela atividade física. Ficamos em três: eu, Sandra (minha irmã mais velha) e Ana (a do meio).

Estudei no Colégio Imaculado Coração de Maria, depois no São Bento de Olinda. Desde os quinze anos, participava ativamente do Grupo de Jovens do Colégio Imaculado Coração de

Maria, liderado pelo irmão Agostinho Soares. Tocava no grupo de crianças, de jovens, em missas, retiros, cenáculos. O grupo se reunia ainda aos domingos no Hospital do Tricentenário, cantando louvores, orando e visitando os enfermos daquele nosocômio. Nesta época, dentre grandes amigos, conheci o maior deles, Abraão. Completamos mais de 25 anos de amizade, bem como Eduardo, Germana, Raquel e Joaquim, guardamos esta amizade até hoje, independentemente de espaço e tempo.

Cursei Medicina na Universidade Federal de Pernambuco, tive excelentes professores e uma espécie de madrinha durante todo o curso. Eu nunca me esquecerei da querida professora Maria de Lourdes Perez Teixeira, Tia Lourdes, como carinhosamente eu lhe chamava. Foi ela quem me ensinou a acompanhar tanto a mãe como o bebê, porque eles sempre estavam juntos no ventre materno. E decidi enveredar pela obstetrícia por ter sido acadêmico concursado da Maternidade Bandeira Filho. Fui acadêmico voluntário do Dr. José Carlos de Lima e do Dr. Erick Moreno. Mas também fui acadêmico concursado de Neonatologia e Monitor de obstetrícia e neonatologia no HC-UFPE e no Hospital Barão de Lucena. No HBL, fui acadêmico de Romero de Melo, outro grande referencial meu em obstetrícia. E acompanhei durante o curso médico o nascimento de meus três sobrinhos: Lucas, Gabriel e Rafael, meus anjinhos que hoje estão enormes, minhas enormes paixões. Mas no final do curso médico, descobri que minha mãe estava com câncer de pulmão em estágio avançado. Ela acompanhou minha formatura, falecendo no ano seguinte, assim que entrei na residência médica. Minha mãe morreu nos meus braços, após me dar um beijo de despedida e eu pedir para a equipe de anestesiologia do hospital Português que a sedasse para que não sofresse desnecessariamente. Foi um dos grandes atos médicos de minha carreira, minimizar o sofrimento de minha mãe, a minha segunda grande perda.

Na residência médica em ginecologia e obstetrícia do HC-UFPE, tive grandes mestres: Os Doutores Sabino Pinho, Sálvio Freire, Marcos Ferreira, Cláudio Leal, Francisco George, Antônio Carlos, José Carlos de Lima, as Doutoras Tânia, Dra. Isabel Castro e Dra. Angelina Maia, dentre tantos outros.

Entrei no Exército Brasileiro, sendo liderado pelo então Capitão Marcelo Ponce de Leon e irmão de arma do Aspirante Júlio Sérgio, um grande incentivador de minha formação ultrassonográfica.

Em 2004, fiz outra residência, a de Medicina Fetal no Instituto Materno-Infantil de Pernambuco (IMIP), sendo aluno dos Professores Alex Sandro Rolland e Marcelo Marques.

Em 2005, tirei o título de especialista em ginecologia obstetrícia e certificado de atuação em medicina fetal. Fiz diversos cursos de ultrassonografias, com enorme influência do Professor Adilson Cunha Ferreira, de Ribeirão Preto, São Paulo.

Em 2007, concluí o Mestrado em Tocoginecologia pela Universidade de Pernambuco, com o tema Mortalidade Feminina em Idade Reprodutiva no Recife no período de 1997-2004, orientado pelos Doutores Rivaldo Mendes de Albuquerque e Olímpio Barbosa de Moraes. Fui coordenador do Comitê de Estudos sobre Mortalidade Materna em Pernambuco e, em 2007, entrava como Oficial Concursado da Força Aérea Brasileira.

A TERCEIRA PERDA

Em 2009, iniciei o doutorado interrompido no ano seguinte bruscamente por uma terceira perda. Em 2011, minha esposa estava grávida da segunda gestação, já tínhamos Allana, nossa *filha. Amanda acabou perdendo o nosso bebê, Mateus Sérvulo, com 35 semanas (8º mês), subitamente, com diagnóstico de morte fetal dado por mim já em casa com meu equipamento de ultrassonografia portátil. O quadro de Amanda se agravou, necessitando posteriormente de múltiplas transfusões sanguíneas, sem melhora do quadro clínico, sendo considerada uma das pacientes mais graves do Hospital Esperança. Já havia perdido o filho e estava prestes a perder a esposa. Já havia contado com a ajuda de toda a equipe do Hospital de Aeronáutica, em particular Deyse, Daniela, Luís André, Juliana, Clarice, Paulo Hypacio, Luciana Soares, Paulo George, Marcus Aurélio, Fátima, Ana Lúcia, Cinthya de Jesus, Dorilene, Arlon e Izabelita, enfim, um verdadeiro pelotão de médicos e amigos da FAB me ajudaram diuturnamente. No meio civil, duas amigas se destacaram: Dra. Cleone Novaes, que me confortou e foi decisiva em contatar um verdadeiro anjo nas nossas vidas, a hematologista Dra. Danielle Padilha. Apesar do quadro grave de minha esposa, o cuidado da Dra. Danielle Padilha e demais membros do Hospital Esperança propiciou a melhora progressiva e posterior alta para casa. Foram diagnosticadas Trombofilia Congênita Hereditária e Síndrome Anticorpo Antifosfolípide posteriormente. Com um mês do parto de Amanda, assistindo a um jogo de futebol no Estádio, tropecei numa escada e fraturei dois ossos de minha perna, fiquei um mês sem andar normalmente, e mais dois meses andando apenas com o auxílio de muletas. Fui operado pela Dra. Oscalina, e graças a ela e a Deus, neste período de intensa reflexão, pude lembrar e valorizar o meu amor por uma pessoa extremamente importante na minha vida: Allana, minha filha querida, meu coração, amor muitas vezes esquecido por conta da perda de Mateus. Allana ajudou a cuidar de mim, pois, quando não podia* caminhar, ela me ajudava no dia a dia em casa trazendo água, muitas vezes até comida, quando eu estava sem poder caminhar. Allana, papai te ama muito.

E, assim como Amanda, resolvi me levantar, estudar mais ainda, abrir o consultório e realizar um monte de partos. Programamos uma segunda gestação, contamos com o apoio de Dra. Cleone e sua equipe e tivemos o João Pedro em 7 de janeiro de 2013, um dia antes do dia do nascimento de Maysa. Ao longo dos últimos cinco anos, acabei virando referência em casos de trombofilias e de urgências Obstétricas por conta de toda a minha formação e experiência pessoal. De lá para cá, até hoje ajudamos muitos casais a terem seus bebês. É um trabalho árduo, difícil, mas com uma recompensa impagável, pois a gratidão de ajudar um casal a ter seu bebê depois de uma ou mais perdas é algo que até hoje me emociona, dá prazer, enche-me de satisfação. De lá para cá, foram muito mais ganhos do que perdas. Hoje, penso que é possível melhorar as chances de um casal de ter uma gestação e partos saudáveis pela melhoria dos hábitos de vida através de uma alimentação saudável e funcional, do gerenciamento do sono e do estresse e da prática de atividade física bem orientada. Além do acompanhamento pré-natal e de bons profissionais de saúde.

Mas a vida me reservava mais um capítulo da minha trajetória: a história de Michelle e Maysa.

É uma história de uma mãe e de sua filha. Ou de uma mãe e seu filho. É a história de Michelle e Maysa. É a minha história com minha mãe, Dona Vilma. É a minha história com meu filho Mateus, ou de Amanda e Mateus. É a história da mãe, Dona Sandra, que quase perde uma filha, e de Mirelle, que quase perde sua irmã. É a história de Dona Fátima, que quase perde sua filha Amanda, e de Karina, que quase perde sua irmã. É a nossa história. A história de quem muito se dedicou, muito perdeu e que não entendia o porquê de tantos reveses. Hoje eu entendo... A cesariana de emergência que não pude realizar em minha esposa por não estar no lugar correto, pelo menos num ambiente hospitalar, com os profissionais de saúde, não poderia deixar de realizar em Michelle. Não poderia deixar passar mais do que os exatos cinco minutos. Eu entendo que eu tinha de estar lá, com esses profissionais de saúde para fazer o impossível, o mais difícil, porém o mais correto. Porque Deus também estava lá e permitiu, juntamente com nossas ações, que o milagre chamado Maysa sobrevivesse sã e salva e que Michelle retornasse do quadro de parada cardíaca sem nenhuma sequela.

Porque Medicina é muito mais do que teoria, do que prática, Medicina envolve também muito sentimento e fé. Que Deus abençoe a todos nós. E como disse nas entrevistas que rodaram o mundo afora: "A gente sabe que é importante na vida de muitas pessoas, mas este caso marcou, marcou e vai marcar durante toda a minha vida!!!".

Obrigado ao vereador Benjamim da Saúde não somente por esta honrosa homenagem, mas pela celebração da vida de Michelle e Maysa, pela valorização destes profissionais de saúde de Pernambuco, que fizeram história num caso marcante. Se eu já me sentia plenamente realizado na obstetrícia, hoje me sinto mais realizado ainda como cidadão recifense. Vamos continuar pela luta de uma saúde integrativa, íntegra e ativa. E que o nascimento humanizado não seja apenas uma discussão sobre via de parto, se normal ou cesariana, mas que seja realizado num ambiente calmo, sem superlotação, com os profissionais capacitados e com os recursos necessários. E como dizia Michel Odent, um dos ícones da humanização do parto e nascimento: "Se quisermos mudar o mundo, primeiro é preciso modificar a forma do nascer!". Que Jesus renasça no coração de cada um aqui presente. Muito obrigado!!!

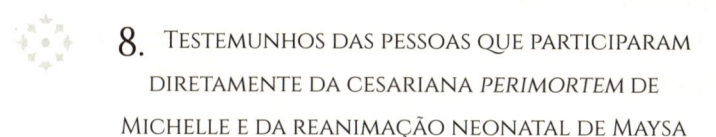

8. Testemunhos das pessoas que participaram diretamente da cesariana *perimortem* de Michelle e da reanimação neonatal de Maysa

8.1 Dr. Adriano Mendonça e a reanimação neonatal de Maysa

Conheci o Dr. Adriano Mendonça na época do 2º. Grau (Ensino Médio), estudávamos em turmas diferentes, mas fomos contemporâneos do Colégio São Bento de Olinda. Nos anos seguintes, estudamos na mesma Universidade, a UFPE, no mesmo curso, Medicina, mas ele era mais experiente do que eu, ele era veterano e eu, calouro. Lembro-me até de que Adriano foi meu monitor de Histologia e Embriologia quando eu estava no primeiro e segundo períodos de Medicina.

O meu reencontro com o Adriano ocorreu quando comecei a trabalhar no Hospital Memorial Guararapes, em 2012 e, principalmente, quando trabalhamos no mesmo plantão: sexta-feira diurno. Adriano é um médico tímido, discreto, não gosta muito de falar, mas todos elogiam o seu trabalho como pediatra do Hospital Memorial Guararapes. Sem dúvida alguma, a sua atuação profissional foi fundamental para a vida da pequena Maysa. E, como já escrevi diversas vezes, o choro de Maysa contagiou de alegria a todos os profissionais que estavam executando a reanimação cardíaca de Michelle. No final, graças a Deus e ao trabalho da equipe integrada, as vidas de Maysa e de Michelle foram salvas sem nenhuma sequela.

Segue o depoimento do Dr. Adriano Mendonça, pediatra responsável pela reanimação de Maysa após a parada cardíaca de sua mãe:

Naquela sexta-feira o plantão vinha transcorrendo sem grandes sobressaltos, até o momento em que fui chamado para uma urgência na sala de parto... Já no caminho para a sala de parto, fui informado pela colega pediatra da gravidade do caso: uma gestante havia apresentado uma parada cardiorrespiratória e seria realizada uma cesárea perimortem, ali mesmo, na própria sala de parto.

Quando cheguei ao setor, já havia uma profusão de profissionais envolvidos no atendimento à gestante chamada Michelle. Os obstetras, os técnicos de enfermagem do bloco cirúrgico e do pré-parto, as enfermeiras, dois médicos intensivistas, o anestesista, todos comprometidos com os procedimentos para a reanimação cardíaca da paciente.

Meus colegas pediatras já estavam com todo o material pronto e a postos para a recepção do bebê. A cesárea foi realizada ali mesmo. O bebê, que viria a se chamar Maysa, nasceu numa condição conhecida como morte aparente, não respirava, não chorava. O primeiro minuto de vida de um bebê é muito importante e sua saúde e seu desenvolvimento dependem muito dos cuidados que ele receberá nestes instantes. É o "minuto de ouro" da Pediatria. Posso afirmar seguramente que o minuto de ouro de Maysa foi muito bem conduzido e que nossos esforços, da pediatria e da enfermagem, resultaram na pronta recuperação dos sinais vitais do bebê. Realizados os procedimentos necessários, Maysa chorou vigorosamente.

Embora num hospital exista sempre todo um preparo para situações extremas como aquela, uma parada cardíaca numa gestante nos momentos que antecedem o parto não é algo tão comum ou habitual. Não há dúvida de que o preparo, a harmonia e o entrosamento da equipe de profissionais que prestaram o atendimento foram fundamentais. O atendimento em uma unidade obstétrica lida continuadamente com uma situação muito peculiar: em cada caso, duas vidas estarão sob nossos cuidados, a mãe e o bebê. A responsabilidade e o empenho são dobrados. O desfecho desejado por todos nós nesta história não poderia ser outro que não ambas, Michelle e Maysa, vivas, saudáveis e sem sequelas.

Lembro das horas que se seguiram. A sensação de alívio, de dever cumprido, sobretudo diante das primeiras notícias de que o bebê seguia bem no berçário e a mãe apresentava boas respostas ao tratamento na UTI. Nas nossas conversas, nossas impressões, o ponto de vista de cada um, o orgulho e o reconhecimento do esforço não de si mesmo, mas daqueles colegas que estavam ao nosso lado. Para quem presenciou tudo, havia ali personagens hábeis, ágeis, sagazes, mágicos, heróicos! Havia valorosos profissionais de saúde fazendo o seu trabalho.

Nesse sentido, um relato me chamou particularmente atenção: o de que a equipe que prestava assistência à mãe se sentiu ainda mais estimulada quando ouviram o choro do bebê na sala ao lado! Que extraordinário! O choro daquela nossa "pacientezinha" funcionou como um chamado à vida, deixando definitivamente uma marca na história dos que estavam ali, de sua mãe e de todos nós. Por isso a pequena Maysa chorou... e chorou forte!

8.2. Dr. Edson Netto: o anestesista que demonstrou toda a sua habilidade durante a reanimação de Michelle

A equipe de plantão da sexta-feira dia no Hospital Memorial Guararapes sempre foi muito unida. Não me lembro de uma discussão com a equipe. Edson nunca fugiu do trabalho. Recentemente, ele sempre chegava cansado, pois emendava 24 horas de plantão vindo do plantão na quinta noite da maior emergência de trauma no Estado de Pernambuco, talvez a maior do Nordeste: o Hospital da Restauração. Neste Hospital, Edson viu de tudo, adquiriu uma presteza em diversos casos de emergências, afinal, foram inúmeras experiências que testaram sua habilidade, sua capacidade de executar o seu serviço de maneira rápida e eficiente, em condições bastante adversas. Dr. Edson também teve uma experiência surreal em participar como anestesiologista de um mutirão de cirurgias plásticas reconstrutoras em crianças que apresentavam defeitos congênitos nas mãos, na faixa de Gaza, em Israel. Ele comemorou muito a participação desta missão internacional e ajudou inúmeras crianças por lá. Não tenho dúvidas de que a capacidade de trabalho do Dr. Edson, mais ainda, a experiência recente em ser plantonista da maior emergência do Estado de Pernambuco e a vontade de ajudar ao próximo fizeram com que toda a sua atuação profissional fosse brilhante.

Mesmo numa maternidade de baixo risco, quando pedi uma sala de cirurgia de emergência para uma gestante de alto risco, ele sequer refutou, ao contrário, me respondeu prontamente: "Pode trazer agora!". Só que ele percebeu que minha voz estava amargurada e que eu estava demorando para chegar com a paciente. Decidiu ir à sala de parto verificar o que estava acontecendo. No meio do caminho foi avisado da parada cardíaca e correu para salvar a vida de Michelle. Ele procedeu a intubação orotraqueal, ou seja, a garantia da via aérea, da respiração de Michelle de uma maneira tão rápida e eficiente que nunca vi em toda a minha carreira médica. Acho que ele era o profissional mais tranquilo de todos que participaram daquela reanimação materna. Eis o que o Dr. Edson Netto escreveu sobre a cesariana *perimortem* da qual participou:

Esta é uma crônica aguda sobre o improvável... Porque crônica, em Medicina, é algo arrastado, prolongado. Tudo que aquele dia não foi...

Era um dia movimentado, quando fomos avisados de uma paciente grave no pré-parto. Com a sala de cirurgia preparada para recebê-la, vem o chamado, com a expressão de pavor do mensageiro, juntamente com o pedido de ajuda: a paciente evoluíra para uma parada cardíaca. Corri para lá...

Foi em um ambiente completamente inadequado para uma cirurgia que o milagre aconteceu, mas esse é o desfecho, não o caminho... Ao chegar na sala de pré-parto, o cenário era desesperador. As manobras de ressuscitação sendo realizadas e a perplexidade de todos em volta. Por um instante, pensei que estaria tudo acabado, mas não poderia acontecer o pior, não naquele dia!

Somos seres humanos e, por conseguinte, falíveis, mas havíamos de nos superar. O ímpeto e a determinação de todos fizeram toda a diferença. No local mais improvável, tudo daria certo. Mas, novamente, estou a me antecipar...

Algo curioso na Medicina é que temos de usar de certa frieza em alguns momentos em que se faz necessário raciocinarmos melhor. Não frieza de distanciamento da pessoa, o distanciamento é de nossos próprios medos, receios e dúvidas, no sentido de conseguirmos pensar racionalmente em um momento de total e completo desespero. Ao invés de agirmos impulsivamente, seguimos os protocolos recomendados para o sucesso do procedimento. Mas nem sempre obtemos êxito. Esta não é uma ciência exata...

E em um esforço conjunto e eficiente, tínhamos de tirar a bebê o mais rápido possível e ressuscitar a mãe. Como uma dança coreografada em perfeita sincronia, demos o nosso melhor. A rapidez com que iniciamos e progredimos com as manobras de reanimação, a destreza dos cirurgiões, instrumentador, pediatra e todos os profissionais da enfermagem envolvidos, tudo possibilitou o referido milagre.

A bebê nascera e logo estava chorando, a mãe voltara da morte e logo estaria se comunicando. Renascíamos assim, todos nós..."

8.3 Dra. Fernanda Carvalho, a líder da reanimação de Michelle

Dra. Fernanda Carvalho já era minha amiga particular pois trabalha comigo no Hospital de Aeronáutica de Recife há mais de cinco anos, além de morarmos no mesmo condomínio e termos filhos com idades semelhantes. Ela era plantonista na UTI do Hospital Memorial Guararapes, na sexta-feira diurno, mesmo dia e turno que o meu, mas nosso contato como colegas de plantão era muito infrequente, pois eram raros os casos de pacientes da obstetrícia que necessitavam de UTI no meu plantão (graças a Deus!). Por incrível que pareça, nossos encontros eram mais frequentes nos aniversários infantis que participamos, dos "amiguinhos" em comum dos nossos filhos. Dra. Fernanda chegou na sala de pré-parto quando já outro colega, o Dr. Antônio Guerra, ajudava-me na reanimação. Ela não apenas assumiu a responsabilidade de coordenar a reanimação cardiorrespiratória de Michelle, como também fez questão de não sair em nenhum momento dos cerca de dez minutos totais de reanimação até a desfibrilação cardíaca. Quando Dra. Fernanda chegou, várias pessoas queriam ajudar, mas não sabiam como. Ela mesma apontou para cada um presente na sala atribuindo funções específicas: "Fulano, você é o homem do tempo, vai me informar o tempo de cada manobra realizada!"; "Beltrana, você será responsável por administrar as drogas que eu pedir"; "Ciclana, se eu precisar de algo quero que traga o mais rápido possível". Estas foram algumas das frases da Dra. Fernanda Carvalho de que me recordo naquele dia. Ela foi a maestra desta orquestra de profissionais de saúde com boa vontade, inicialmente desorganizados, mas que se uniram, "cantaram e tocaram" a música mais importante das vidas de Michelle e Maysa: a reanimação materna e neonatal. Eu até poderia ter realizado a cesariana *perimortem*, mas sem essa equipe acredito que não teria o mesmo êxito. A chegada de Dra. Fernanda permitiu que eu me concentrasse no procedimento mais importante de minha carreira médica. Lembro-me ainda de quando Fernanda começou a organizar a reanimação, que eu lhe falei que havia indicação de cesariana ali mesmo, em no máximo cinco minutos após a parada. Foi quando pedi a lâmina de bisturi e logo chegou todo o material cirúrgico. Operei Michelle em cima de uma cama de pré-parto, com a Dra. Fernanda realizando as massagens cardíacas externas. Depois que ouvimos o choro de Maysa, a

Dra. Fernanda não apenas se emocionou como todos os que estavam presentes, mas passou a acreditar ainda mais que tudo daria certo. Ela contagiou a todos que percebiam o seu empenho, e eu ouvia Dra. Fernanda falar pra Michelle:

— Agora é a sua vez, Michelle, você vai voltar, eu não vou desistir de você, essa criança não vai ficar sem mãe!

Eu estava fechando (suturando) o útero de Michelle quando Dra. Fernanda e Dr. Edson verificaram o ritmo cardíaco dela e perceberam que estava em fibrilação ventricular. Optaram por realizar a desfibrilação, e Michelle voltou ao ritmo cardíaco normal. Dra. Fernanda se preocupou com a medicação para dor durante a cirurgia de Michelle, com o encontro de Michelle e sua mãe, com a amamentação de Michelle e Maysa, ficou ao seu lado de plantão na UTI do hospital, fez tudo o que eu jamais poderia fazer. Passei a noite em casa, mas procurando saber notícias de Michelle pela Dra. Fernanda, que continuava de plantão na UTI. E no outro dia estávamos mais uma vez juntos, comemorando as vidas de Michelle e de Maysa, mas também o aniversário de meu filho João Pedro, na sua festa de aniversário. Obrigado, Dra. Fernanda, por sua vida, por sua família, por sua amizade e por seu trabalho. Segue o que a Dra. Fernanda escreveu sobre o caso de Michelle e Maysa:

Naquela sexta-feira, dia 6 de janeiro de 2017, fui para o plantão da UTI como de rotina, torcendo, como sempre, por tranquilidade e sabedoria suficientes para não haver prejuízos para nenhum paciente. Sempre peço para meu Superior Divino que me permita passar por aquilo que eu saiba resolver. Acredito na missão que tenho e por isso também tenho certeza de que experimento sensações que a maior parte dos colegas não tem. Meu prazer é a satisfação ou o alívio que causo em cada um. A rotina nos impermeabiliza um pouco e, às vezes, é necessária para suportar casos difíceis onde alguém precisa agir. Mas, naquela tarde, lembro-me perfeitamente de quando estava em pé falando ao telefone com minha mãe e a enfermeira obstétrica chegou me pedindo vaga para uma paciente. Respondi que naquele momento não havia vaga e que o caso era para ser conduzido na emergência. Não era motivo para entrar na UTI de imediato. Na verdade, depois soube que o Dr. Glaucius iria precisar de UTI após operar a paciente de emergência no bloco cirúrgico. Voltei a falar com a minha mãe, quando novamente, após algum breve intervalo, chegou um rapaz dizendo: "A paciente parou". Nem lembro o que fiz com o telefone e saí correndo pelo corredor sem saber para onde deveria seguir, pois não conhecia a sala de pré-parto, como também quase nada fora daquela ilha da UTI.

Muito clara também é a imagem da gestante deitada no leito, onde só enxerguei o tamanho da barriga e perguntei: "Quantos meses ela está?", pois logo me veio à cabeça a possibilidade de abrir aquela barriga e salvar a criança. Nunca tinha vivido uma situação dessas, mas sabia que era indicado. Minha especialidade é cirurgia vascular, estava de plantão na UTI e fui parar na sala de pré-parto com uma gestante em parada cardiorrespiratória. "Por quê?" Por outro lado, "para quê" saber? Antes de tudo sou médica e temos de nos preparar para quaisquer emergências.

Quando era mais nova, pensava em fazer Medicina porque gostava de ver o "circo pegando fogo". Queria ser a tal para resolver tudo. E não sou! Mas nesse dia fui a tal que contribuiu para a equipe ter sucesso. Prontamente assumi as manobras junto com outros colegas médicos, sem saber "quem era quem" no restante da grande equipe ali presente. Estávamos tão desorganizados que *assumi também a tentativa de organização das tarefas, ainda que com receio de ofender alguém pela minha iniciativa, mas não era hora para se preocupar com isso! Todos, sem exceção, tiveram seu papel. Um acadêmico de Medicina logo atrás de mim cumpriu seu papel, por simplesmente controlar o relógio. Assustado com a cena, nem imaginava que, se não fosse ele, não poderíamos hoje dizer quanto tempo tudo durou. Embora parecesse uma eternidade. Massagear alguém sendo operada ao mesmo tempo era inusitado. Tinha o medo de causar um acidente pérfuro-cortante no colega, mas também não poderia ser diferente. Cada um "jogava na sua posição" mesmo que atrapalhasse um pouco o outro. "Essa criança não vai ficar sem mãe!", esse era meu mantra para manter o esforço e a esperança de que todo o nosso esforço tinha um propósito. Precisava acionar todos aqueles que estariam por ali, invisíveis aos nossos olhos, para fortalecer a corrente que trazia Michelle de algum lugar que não sabíamos. Pretensiosamente cheguei a achar que era a única que estava ali com a cabeça no além, que não conheço e nem sei explicar... Confesso que, quando Michelle recuperou seus batimentos cardíacos, achei que poderia sofrer nova parada, mas perdi tempo pensando besteira. Nosso binômio mãe-filha estava salvo.*

Com a situação aparentemente controlada, lembro-me de arrumá-la e limpá-la para preparar o transporte. Minha mania de arrumação teve utilidade. No caminho para a UTI, onde normalmente trabalho naquele hospital, ouvi a voz da mãe de Michelle, Dona Sandra e, mesmo sem vê-la, aquilo me tocou profundamente. Assim que possível, dei notícias, tentei acalmar e deixei a Dona Sandra entrar na UTI, mesmo fora do horário convencional, mas pela situação especialíssima. Neste contexto, nem se questionou a vaga da UTI que foi aberta. Era tudo especial!

Durante as horas iniciais da internação na UTI, no meio do caos já ocorrido, ainda me preocupava não fazer as medicações que pudessem prejudicar a amamentação! Ela já dava sinais de recuperação e sem sequelas aparentes. Meu plantão se resumia em cuidar de Michelle, desculpando-me pelos outros que também precisavam de mim. Até cerca de 5h da manhã ainda checava seus parâmetros, quantidade de soro que que era administrado, quantidade de diurese no coletor. Deve ter sido a única paciente que, terminado o plantão, eu ainda ligava para saber como estava, que fui procurar na enfermaria para visitar e pegar Maysa. Aliás, quem será Maysa? Essa menina que já chegou desafiando e insistindo em ficar entre nós. Que mudou a vida do Dr. Glaucius como profissional e, principalmente, como pessoa, nas suas convicções. Espero poder descobrir, apenas por curiosidade, porque tenho certeza de que há um plano divino especial para ela.

Quando eu era acadêmica de Medicina, assisti a um parto normal sob supervisão Obstétrica num hospital do Rio de Janeiro, no qual o bebê faleceu na sala de parto, ainda recebendo os primeiros cuidados. Mãe jovem, primeiro filho, sem problemas, sem intercorrências. Até hoje não sei o motivo daquele óbito, mas ficou registrada a lembrança do meu choro até o fim do plantão. Eu nem tinha noção da medicina como minha realidade prática e muito menos noção de ser mãe (ou deixar de ser).

Hoje, como médica, posso contar que tive uma experiência incrível com Michelle e Maysa, ainda sem acreditar às vezes que tudo isso realmente aconteceu. É clara a sensação de que fui apenas um instrumento por onde o Superior Divino materializou a Sua vontade. Não me sinto responsável diretamente por nada que fiz, apenas emprestei meu personagem para essa cena. Todos naquela sala tinham uma história em comum, porque não *foi normal o entrosamento de uma equipe que jamais trabalhou junto, principalmente numa situação tão difícil como aquela. Ser médico é assim, é perder os pudores de subir na cama para alcançar a paciente, ganhar força para massagear além do tempo, quebrar regras para acolher uma mãe sofrendo, resistir ao sono para tomar conta da paciente e emprestar minha matéria para a providência divina agir. Essa é minha convicção.*

Dra. Fernanda era a representante feminina junto com a equipe de enfermagem. Foi a pessoa que coordenou a reanimação cardiorrespiratória de Michelle e, mais ainda, foi a médica que teve a sensibilidade de uma verdadeira mãe que é, preocupando-se com a amamentação de Michelle, com o encontro de Dona Sandra com a filha e da própria Michelle com Maysa. A médica mais vibrante e esperançosa da equipe foi de fundamental importância para que tudo desse certo.

8.4 Maria Adriana, a representante da enfermagem na reanimação de Michelle e Maysa

Maria Adriana era a enfermeira mais experiente na sala de parto naquele dia. Sempre me passou muita confiança em suas atividades. Quando ela me chamou para avaliar o caso de Michelle, já tinha realizado todos os cuidados de rotina juntamente com sua colega Laryane Menezes e a equipe de técnicos de enfermagem do Hospital Memorial Guararapes. Já tinham aferido a pressão arterial de Michelle, passado a sonda vesical para a instalação do sulfato de magnésio e obtido o acesso venoso. Todas as medicações foram administradas prontamente. Eu revisei o caso com cuidado, percebi que toda a conduta terapêutica foi seguida. Mais ainda, nos protocolos de reanimação cardíaca, um dos primeiros passos é pedir ajuda a outros profissionais. Adriana e sua equipe conseguiram chamar os profissionais que foram fundamentais para o desfecho positivo do caso. Não tenho dúvidas de que, se por acaso um dos profissionais que participaram da reanimação não estivesse lá, o desfecho seria diferente. Além disso, a equipe de enfermagem é fundamental em todos os procedimentos médicos, mas, principalmente, na parada cardíaca, afinal são muitas condutas e medicações utilizadas de maneira rápida e oportuna. Falhas sempre acontecem, mas naquele dia tudo conspirou a favor da vida.

Adriana foi a profissional de saúde que não apenas identificou a parada cardíaca de Michelle, mas também desconfiava desde o início da gravidade do caso, ainda quando Michelle conversava normalmente comigo. Quando decidi interromper a ligação para a central de leitos dizendo que iria internar e operar a paciente ali na maternidade de baixo risco, Adriana prontamente concordou com a conduta, reforçando que eu estava tomando a decisão mais correta, pois algo nos dizia que a paciente não teria condições de ser transferida, mesmo que, naquele exato momento, nós não tivéssemos academicamente esta justificativa.

O relato do caso da cesariana *perimortem* por Adriana é bem emocionante, de quem realmente estava de frente com a paciente, que uniu a equipe transdisciplinar e foi responsável pelo sucesso do caso:

Tudo aconteceu no início da tarde, quando eu estava na triagem, chamei a gestante da vez, era Michelle Santiago e sua irmã.

Ela informou que estava há quatro dias indo para as maternidades e voltando para casa porque ninguém queria interná-la. Conversei com ela calmamente e expliquei que se ela tivesse indicação de internamento eu faria isso sem dúvidas. Perguntei o que ela estava sentindo, e ela informou mal estar (tipo sensação de desmaio) e falta de ar. Ao aferir a pressão arterial, percebi que estava bastante alta, 160×100 mmHg, pedi para ela ir ao banheiro colher uma amostra de sua urina para realizar um exame chamado proteinúria de fita, conhecido popularmente como "labstix" cujo resultado foi o maior possível, 4 cruzes. Percebi que ela estava suando bastante e de imediato a levei para sala de parto, já pedi para as técnicas de enfermagem agilizarem todos os procedimentos, como pegar acesso venoso, e poder logo ministrar o sulfato de magnésio, uma medicação importante para prevenir a eclâmpsia, além da própria medicação anti-hipertensiva, hidralazina. Instalei a sonda vesical de demora. Simultaneamente, pedi para chamar o Dr. Glaucius para prescrever as medicações que seriam administradas e, como se tratava de uma gestante de alto risco, solicitar uma senha de transferência para a central de leitos de Pernambuco, como é de rotina no setor, já que estávamos numa maternidade de baixo risco. Entre três e cinco minutos, o Dr. Glaucius chegou, perguntou o que a equipe de enfermagem havia realizado e avaliou o quadro de Michelle. Ele também já ligou para a central de leitos e deixou o celular no viva-voz enquanto ficava ao lado da paciente o tempo todo. Em um determinando momento, Michelle, que até então estava conversando, começou a vomitar "em jato", um vômito esverdeado, bilioso. Dr. Glaucius desistiu da transferência e resolveu ligar para o anestesista para pedir uma sala de cesariana de emergência, pois Michelle estava ficando sonolenta e desorientada e, na opinião dele, não daria para transferi-la. Ele falou que, por medida de segurança, iria operar Michelle lá mesmo, na maternidade de baixo risco. Lembro ainda da frase: "Agiliza logo para ela ir para o bloco cirúrgico o mais rápido possível". Em seguida, o Dr. Glaucius adentrou a sala de parto para passar o caso para a chefia da obstetrícia com o intuito de justificar o procedimento que estava sendo realizado. Foi quando Michelle começou a informar que estava com muita falta de ar, mesmo estando com o catéter de oxigênio. Apresentou queda súbita da pressão arterial, ficou com pressão arterial de 90 x 60mmHg, seguida por cianose, a pele de Michelle subitamente ficou arroxeada. Foi quando gritei: "Glaucius corre, ela parou!". Dr. Glaucius em segundos prontamente olhou os sinais vitais ausentes e assumiu manobras de reanimação cardiorrespiratória. Eu, muito angustiada com o quadro clínico dela, pedi ajuda de imediato aos outros setores. (bloco Obstétrico, UTI Geral e urgência). Quando olhei para Glaucius, ele já pediu uma lâmina de bisturi pois Michelle não voltava e, pelo que vi, ele já estava pensando em realizar a cesariana perimortem. Foi quando o anestesista, Dr. Edson, e os dois médicos intensivistas, Dr. Antônio Guerra e Dra. Fernanda, chegaram e assumiram a reanimação. Fui buscar material na sala vermelha e encontrei o Dr. José Farias no corredor. Pedi para ele correr e ajudar o Dr. Glaucius, pois tinha uma gestante em parada cardíaca na sala de parto e ele ia realizar a cesariana ali mesmo. Quando voltei, vi Michelle ainda em parada cardíaca, e o Dr. Glaucius numa serenidade que nunca vi igual. Eu estava desesperada pois na minha cabeça aquele momento ia ficar na história como uma grande tragédia, eu achava que mãe e sua bebê morreriam. Mas não deu tempo de pensar muito. Dr. Glaucius rapidamente abriu Michelle ali mesmo e retirou a bebê que aparentemente estava sem vida. Nossa, como é triste lembrar daquela cena. Todos os profissionais se olharam, um mais triste que o outro, foi quando nas primeiras manobras de reanimação neonatal, escutamos um chorinho, era a bebê de Michelle. Ali se renovou a luta para a volta de Michelle do quadro de parada cardíaca. Todos nós vibramos e foi realizada uma cardioversão em Michelle, que respondeu de imediato. Como músicas para os ouvidos da equipe, eu ouvi o médico falar: "Ela voltou!" e o Dr. Glaucius ainda estava em cirurgia. Enfim, foi um momento lindo, toda a equipe de saúde, com a ajuda de Deus, conseguiu administrar todo o quadro de emergência com muita sabedoria e tranquilidade. Parabéns a todos e em particular ao Dr. Glaucius, pela decisão da cesariana perimortem na sala de parto, que "Papai do Céu" lhe dê muitos anos de vida para que continue essa linda missão de salvar vidas.

8.5 GÍLSON JÚNIOR, O TÉCNICO DE ENFERMAGEM E INSTRUMENTADOR CIRÚRGICO QUE PARTICIPOU DA CESARIANA *PERIMORTEM*

Respeito muito os profissionais de enfermagem, sejam eles técnicos de enfermagem ou mesmo enfermeiros com curso superior. Gílson Júnior já estava acostumado com minha rotina cirúrgica, porque ele já me auxiliava na instrumentação cirúrgica há cerca de dois anos. Ele foi um dos responsáveis por levar todo o material de cesariana para o pré-parto. Pedi por um bisturi para realizar a cesariana *perimortem* e recebi todo o material daa cesariana, um obstetra auxiliar e um instrumentador cirúrgico. Tive todo o apoio da equipe de enfermagem para que tudo desse certo. Com uma simplicidade que lhe é peculiar, Júnior, ou como costumamos chamar, "Juninho", descreve como viu aquele dia da cesariana *perimortem*:

No dia 6 de janeiro de 2017, estávamos em um plantão de doze horas diurno, agitado, quando, em um momento de calma, recebemos uma ligação para uma cesariana de urgência. Demos início à arrumação da sala, e quando estava prestes a abrir o material para montar a mesa, chega a enfermeira da sala de parto que disse: "Corram, pois a paciente parou e a cesárea será realizada lá mesmo!" Sem nem saber o que estava acontecendo, eu e mais três técnicas de enfermagem pegamos o material cirúrgico e descartável nas mãos e fomos literalmente correndo pelos corredores do hospital.

Chegando na sala de parto, deparo-me com a seguinte cena: gente de um lado para o outro e Michelle parada em cima da cama de pré-parto. Na minha cabeça ela já estava morta. Não tinha tempo de pensar em nada, era uma emergência de fato! Olhei tenso para o Dr. Glaucius, peguei a primeira maca que vi e comecei a abrir o material junto com as técnicas, rapidamente nos paramentamos, e foi quando eu vi Dr. Edson (Anestesista) se preparando para intubar Michelle, então vi que ainda tinha vida ali. Começamos o procedimento: Dr. Glaucius, Dr. Farias e eu tiramos a bebê que rapidamente chorou, dando-nos aquele ponto de alívio para todos da sala de pré-parto... Rapidamente foi realizada a primeira carga da cardioversão e ela voltou nos permitindo continuar a cirurgia que foi concluída normalmente.

O caso de Michelle e Maysa marcou e vai marcar definitivamente a vida de todos os profissionais envolvidos que fizeram a diferença, com a graça de Deus. Um verdadeiro milagre na opinião unânime de todos os presentes.

PARTE II
Outras histórias que marcaram a minha carreira Obstétrica

1. Pedro Henrique: Prematuridade extrema e Pré-eclâmpsia grave.
O nascimento do filho de meu melhor amigo.

Conhecia Armindo e Roberta desde a época do grupo de Jovens do Colégio Imaculado Coração de Maria em Olinda, liderado pelo saudoso irmão Agostinho B. Soares. Armindo sempre foi considerado o meu melhor amigo e é até hoje. Lembro-me de que, ainda na adolescência, por volta dos quinze anos, recebi um cartão (acho que de aniversário ou de dia do amigo), escrito por Armindo, contendo a seguinte frase: "Nossa amizade independe de coisas como espaço e tempo". O excesso de trabalho, a distância (eu morava em Jaboatão dos Guararapes e ele em Olinda), o mestrado e em seguida o doutorado, o curso de carreira da Aeronáutica fora do meu estado fizeram com que eu me afastasse fisicamente e temporariamente do meu melhor amigo.

Até que um dia, no Hospital de Aeronáutica de Recife, conheci uma senhora, a Dona Maria, acho que lhe atendi na emergência do hospital e, terminada a consulta, não sei por que, perguntei onde ela morava e ela me disse que morava em Rio Doce, Olinda. E, aí, eu falei para Dona Maria:

— A senhora mora no bairro de Olinda onde mora o meu melhor amigo, o Armindo, ele tem um mercadinho com os pais lá em Rio Doce, a senhora o conhece?

— Conheço Dona Dena e Seu Henrique, além de Armindo, Sandro e Jair. Jair trabalha com o meu filho que é do Exército. Você sabia que Roberta esposa de Armindo está grávida? Deve estar com uns cinco meses.

Foi então que perguntei se ela tinha o número do telefone de Armindo e ela realmente tinha.O número de telefone que eu tinha do Armindo havia mudado e ela me passou o correto. Aí, resolvi ligar, pois como é que meu melhor amigo estava com a esposa grávida e eu, obstetra, sequer sabia? Ao ligar, perguntei ao Armindo se estava tudo bem e ele me respondeu que não estava, pois naquele exato momento descobriu que o seu bebê estava com uma restrição importante do seu crescimento, era para ter sete meses e tinha peso fetal estimado por ultrassonografia de aproximadamente 600g, ou seja, próximo do quinto mês de gestação. Roberta já era portadora de Lúpus Eritematoso Sistêmico e, grávida, apresentava aumento importante dos níveis pressóricos. Chamamos na linguagem Obstétrica o quadro de Roberta como Pré-eclâmpsia Grave com Restrição do Crescimento Fetal e Centralização Hemodinâmica fetal com diástole zero da artéria umbilical. Simplificando, o bebê de Roberta poderia morrer a qualquer momento dentro da barriga dela e ela sequer sabia.

Por causa de problemas na carência do plano de saúde, Roberta foi transferida para uma maternidade pública, porém a maior emergência obstétrica do Recife, a do então Instituto Materno-Infantil de Pernambuco (IMIP), hoje denominado Instituto de Medicina Integral Professor Fernando Figueira. Já trabalhei no IMIP, mas naquela época não era mais plantonista lá. Entretanto, além de já ter trabalhado lá, fui também residente em Medicina Fetal e estava cursando o doutorado também no IMIP. Perguntei à minha esposa Amanda o que deveria fazer: estava com vontade de ir, mas ficava com medo de me meter no caso sem sequer fazer parte do corpo clínico do Hospital. Ela não titubeou e disse: "Não é o seu melhor amigo? Então vá agora!!!".

Cheguei na hora em que Roberta tinha subido para o setor de pré-parto. Por sorte (ou providência divina), conhecia a chefe do plantão de obstetrícia daquele dia que me autorizou a não apenas participar da cirurgia como também operar a esposa de meu melhor amigo. Pedrinho, o filho do meu melhor amigo era muito pequenino, cabia quase que na palma da minha mão. Foi um dos partos mais emocionantes da minha vida, lembro-me de que as minhas pernas tremeram bastante, mas consegui realizar o parto sem intercorrências. Após o término do parto, desci e fui conversar com Armindo. Eu lhe disse:

– Armindo, operamos no momento certo, mas Pedrinho é muito pequeno, pesa 890g. Você terá de ser muito forte porque tem bebê que não sobrevive quando nasce com esse peso. Agora é entregar a Deus e rezar para que tudo dê certo.

Saí orgulhoso por ter ajudado no parto do filho do meu melhor amigo, de ter restabelecido este vínculo de amizade tão importante, mas continuava preocupado com a evolução de Pedrinho, considerado um prematuro extremo. Só que eu subestimava a fé e o amor dos pais, Armindo e Roberta. Eles praticamente moraram no IMIP por cerca de três meses. Armindo largou o vício do cigarro após prometer que, se tudo corresse bem, ele jamais voltaria a fumar. Roberta se recuperou rapidamente do quadro de pré-eclâmpsia grave e praticamente permaneceu internada o tempo todo com Pedrinho, conhecido como o prematuro extremo que quase não necessitou de oxigênio, apenas nos primeiros dez dias de vida, permanecendo sob os cuidados da equipe neonatal e de enfermagem do IMIP, além do amor dos seus pais, com elevado poder de cura.

Pedrinho hoje não tem nenhuma sequela, está no colégio, pratica atividade física e é uma criança saudável. E Roberta decidiu escrever um pouco sobre essa linda história:

Em 2003, fui diagnosticada com Lúpus Eritematoso Sistêmico e, junto com o diagnóstico, recebi também uma notícia que me deixou muito triste, que eu não poderia ser mãe, pois a patologia não permitia. Comecei o tratamento para o Lúpus, os anos foram se passando e, em 2008, me casei. Em 2009, procurei minha ginecologista para saber sobre gestação e lúpus, contudo, mais uma vez, escutei o que eu não queria: que eu não poderia engravidar. Eu não me abati, não me conformei com esta história de não poder ser mãe, pois esse era o meu sonho. Resolvi procurar outro profissional, na consulta ele me deixou tranquila e com esperança de realizar o sonho de ser mãe, explicou que teria de controlar o lúpus e que a gestação poderia ter um risco maior de abortamento ou parto prematuro, afinal era uma gestação de alto risco. Mesmo sabendo dos riscos, saí do consultório com esperança e fé. Conversei com meu esposo e resolvemos juntos que iríamos arriscar. Fiz vários exames, levei ao médico e então se passaram cinco meses e nada de conseguir engravidar. Fui encaminhada para uma endocrinologista que me diagnosticou com hipotireoidismo após realização de outros exames laboratoriais. Além de realizar o tratamento para hipotireoidismo, prescreveu uma medicação para induzir minha ovulação. Os meses passaram e os testes de gravidez deram negativos. Foram meses tentando, sempre com fé e esperança. Um certo dia, escutando uma música de Celina Borges, "posso, tudo posso", aquela música me tocou e imediatamente ajoelhei e falei com Deus: "Senhor, permita-me ser mãe e, se for menino, darei o nome de Pedro, o nome do teu apóstolo".

Faltando poucos dias para meu aniversário, recebi de presente da minha mãe um colar com Nossa Senhora Aparecida, de quem sou devota. Faltando dois dias para meu aniversário, minha menstruação chegou mais uma vez e minha mãe me falou para eu não me precipitar, porque Deus abençoa no momento certo, na hora certa e que era para eu aumentar a minha fé. Então eu falei: "Que assim seja a vontade do Senhor".

E assim foi a minha última menstruação, dia 25/01/2010. Pegando o resultado positivo de gravidez, não me aguentava de tamanha felicidade e, ao mesmo tempo, vieram o medo, a preocupação, mas sempre com muita fé. Comecei o pré-natal e realizei minha primeira ultrassonografia em 25/03/2010, com oito semanas e cinco dias. As semanas foram se passando e eu não me cuidei como deveria. Minha alimentação era toda errada, comia muitos doces, comida salgada, era sedentária, ansiosa, tive de parar os medicamentos para tratamento do lúpus, porque poderia prejudicar o feto. Com 28 semanas de gravidez, ganhei peso excessivo, estava com pressão alta, dores de cabeça, tonturas, visão turva e, para completar, o lúpus entrou em atividade e, então, sentia muitas dores no corpo. Com 30 semanas de gravidez, parei de sentir o bebê mexer, então fui realizar mais uma ultrassonografia que acusou Gestação tópica com 25 semanas e 4 dias (Tempo de amenorreia 30 semanas), Restrição do Crescimento Intrauterino (RCIU) do tipo simétrico com centralização do fluxo sanguíneo. Saí da clínica bastante abalada e chorando muito. Fui para o consultório do meu obstetra e ele me encaminhou diretamente para a maternidade, mas, chegando lá, descobri que o meu plano não iria cobrir o meu parto, então fui direto para o Instituto de Medicina Integral Professor Fernando Figueira (IMIP). Dei entrada às 13h na triagem, depois para o pré-parto. Fiquei só chorando sem poder ver ninguém, meu esposo ficou do lado de fora e entrou em contato com um grande amigo dele, o Glaucius. Eu fiquei muito nervosa e chorando muito. Três médicos foram até onde eu estava e me falaram que eu só iria ter meu bebê no dia seguinte e que seria de parto normal. Então eu dei um jeito de ligar da sala de pré-parto para meu esposo para ele avisar ao meu obstetra que, de imediato, falou com os médicos do IMIP que não poderia ter parto normal e sim cesariana. Por sorte a minha e enviado por Deus, Glaucius apareceu na minha sala de pré-parto para falar comigo. Tinha acabado de chegar de viagem e fazia muito tempo que não nos víamos. Então foi ao encontro de outros médicos no IMIP depois de chegar até onde eu estava e me falou que o parto seria na virada do plantão, por volta das 20h. Chegando este horário, fui encaminhada para a sala de parto e lá estava Glaucius, que falou que iria acompanhar o parto e, então, ele olhou para a médica e falou: "Esse bebê que vai nascer é filho de meu melhor amigo, é como se fosse um irmão para mim".

A chefe do plantão conhecia Glaucius e perguntou se ele queria assumir o parto. Então, às 20h32 do dia 23/08/2010, Pedro Henrique nasceu com 890 gramas e 34 cm, indo direto para a UTI neonatal e eu, para a UTI materna, pois estava com o quadro de pré-eclâmpsia grave. Permaneci lá por três dias e passei para a enfermaria, onde fiquei por cinco dias. Recebi alta hospitalar e Pedro permaneceu na UTI neonatal para poder ganhar peso, ele ficou dez dias na incubadora respirando por uma espécie de *capacete que os médicos chamam de Halo e sem ser necessária a administração de oxigênio de uma forma mais invasiva. Depois desses 10 dias, ele ficou na UTI neonatal apenas para ganhar peso sem a necessidade de oxigênio pelo Halo e ficou lá por 34 dias. Durante todo esse período, meu esposo e eu estávamos ao lado de Pedro com muita fé, carinho, amor e perseverança. Dias difíceis, mas sempre com esperança a cada dia. Quando Pedro chegou a pesar 1.200 gramas foi transferido para o Alojamento Canguru, onde passou a ter contato direto comigo, pele a pele. Permanecemos lá durante 36 dias e finalmente recebi alta médica quando Pedro atingiu 1.990g. E, como o amor salva vidas, Pedro cresceu e se desenvolveu sem nenhuma sequela.*

2. A GRAVIDEZ DE AMANDA E O NASCIMENTO DE MATEUS

Diversos fatores contribuíram para que a segunda gravidez de Amanda fosse, no mínimo, tumultuada. Ela estava com 26 anos e já tinha o antecedente de pré-eclâmpsia grave. Na outra gravidez, de Allana, eu já havia detectado uma alteração no Doppler das artérias uterinas que indicavam risco de Pré-eclâmpsia Grave e Restrição do Crescimento. Dito e feito Allana nasceu pequena e prematura e Amanda desenvolveu pré-eclâmpsia.

Sabia que era uma gestação de alto risco e, desta vez, fiz questão de acompanhar como obstetra e ultrassonografista. Fizemos um pré-natal muito tranquilo, mas o Doppler sempre indicava de novo as artérias uterinas alteradas. Passei a gravidez toda dela angustiado com essa alteração e não podia dividir isto com ninguém, até porque muitos diziam que não tinha valor quando isolada e que o mais importante era o Doppler das artérias umbilical e cerebral média, que continuavam normais. A literatura científica na época também não valorizava a alteração isolada das artérias uterinas. Além dos fatores hemodinâmicos, ou seja, do Doppler Obstétrico, estávamos passando por um momento muito conturbado do casamento com várias situações de estresse.

Mas o pré-natal foi "caminhando" bem e eu sonhava em realizar o parto de meu filho, não fui obstetra no parto de Allana, apenas realizei as ultrassonografias (quase todas). Amanda fez uso de Ácido Acetil Salicílico (AAS) para prevenção de pré-eclâmpsia e, por volta de 32 semanas, também fez uso de corticoide para o amadurecimento do pulmão do bebê, já que tinha risco aumentado de parto prematuro.

No dia 9 de abril de 2011, cheguei em casa e encontrei Amanda aos prantos, chorando copiosamente por causa de uma reportagem na televisão mostrando o assassinato de crianças em uma escola pública aqui no Brasil, o conhecido Massacre de Realengo (7 de abril de 2011). O jovem Wellington Menezes de Oliveira, tinha problemas psicológicos e poucos amigos, entrou na Escola Municipal Tasso da Silveira, na periferia do Rio de Janeiro, identificando-se como um palestrante. Dentro de uma sala de aula, disparou mais de cem tiros contra vários alunos, com a intenção de imobilizar os meninos e matar as meninas. Um dos estudantes que ficou ferido avisou um policial que patrulhava a região e conseguiu alcançar Wellington, que se matou em seguida. Doze adolescentes morreram. Meninos e meninas. O crime recebeu uma vasta cobertura da imprensa, que divulgou fotografias e cartas deixadas por Wellington[9].

Eu critiquei o fato de Amanda estar vendo notícias ruins que poderiam deixá-la bastante nervosa. Amanda ama crianças, é muito sensível, adora Psicologia e Pedagogia. A história deste caso remonta o fato de Wellington ter sofrido *bullying* na escola, situação que também passamos corriqueiramente

---

9 super.abril.com.br/blog/superlistas/8-massacres-em-escolas-que-chocaram-o-mundo

com Allana, que sempre era a mais nova da turma por ter adiantado um ano em pelo menos três das quatro escolas que estudou. Mas, a grande verdade é que, ao invés de tentar compreender e ser mais carinhoso, acabei sendo grosseiro e acho que Amanda ficou ainda mais ressentida.

Na madrugada do dia 10 de abril de 2011, um domingo, Amanda, com 35 semanas de gestação, acordou cedo, por volta de 5h30, assustada, dizendo que não sentiu Mateus se movimentar. Com sono, fui acordado para pegar o sonar Doppler, um pequeno equipamento portátil para escutar os batimentos cardíacos fetais. Não consegui escutar os batimentos cardíacos de meu filho. Peguei meu equipamento de ultrassonografia portátil, liguei e confirmei: meu filho morreu na barriga de Amanda, de forma súbita, até então sem motivo, inexplicável. Começava uma verdadeira odisseia nas nossas vidas. Trocamos de roupa rápido, liguei para um amigo meu radiologista, Luís André, apenas para que ele confirmasse o diagnóstico. Infelizmente, o diagnóstico foi confirmado e até notei uma área que em ultrassonografia chamamos de heterogênea, retroplacentária, provavelmente relacionada a um descolamento prematuro de placenta que, em muitos casos, costuma inicialmente causar sangramento genital, mas que no caso de Amanda permaneceu oculto. O último ato médico que me lembro de ter realizado foi pedir a reserva de dois concentrados de hemácias para a minha esposa, que foi levada pela equipe do Hospital de Aeronáutica de Recife para o bloco cirúrgico, sendo submetida a uma cesariana com o nascimento de um lindo bebê, o meu sonho, Mateus, que nasceu morto e não pude salvar. Estava dentro da sala, vi o líquido claro, sem nenhum sangramento nele (achado comum, denominado hemoâmnio, para os casos de descolamento prematuro da placenta que apresentam sangramento genital), e depois corri para ver uma tentativa heroica de reanimação neonatal sem sucesso. Fiz uma espécie de oração dos enfermos, orei pelo meu filho e depois fui acompanhar a cirurgia de Amanda. Para piorar a situação, Amanda estava apresentando um sangramento de difícil controle, sendo cogitada a realização de histerectomia, ou seja, da retirada do útero. Neste caso, Amanda ficaria infértil para o resto da vida, apesar de recentes estudos mostrarem casos de sucesso de transplante de útero. Graças a Deus e ao trabalho das Dras. Deyse Soares e Daniela Barros, Amanda saiu do centro cirúrgico e foi para UTI, sem necessidade da histerectomia.

Foi uma dureza ter de enterrar meu filho, mas, ao mesmo tempo, bom perceber alguns amigos e familiares comigo num momento tão difícil. Um verdadeiro anjo, Mateus Sérvulo nasceu para uma missão que eu não entendia, apenas tive de aceitar a dor que não tem nome, a perda de um filho. No final do enterro, além de rezar o Pai Nosso, a Ave Maria, o Santo Anjo e o Glória ao Pai, resolvi cantar algumas músicas que tanto queria cantar em vida para meu filho: "Como é grande o meu amor por você":

Eu tenho tanto pra lhe falar, mas com palavras, não sei dizer, como é grande o meu amor por você...

Nunca se esqueça, nem um segundo, que eu tenho o amor, maior do mundo, como é grande o meu amor por você!!!

E depois emendei com a música "Você", cantada pelo Tim Maia:

Você é algo assim, é tudo pra mim, é como eu sonhava baby... Sou feliz, agora, não, não vá embora não...

E finalizei com outra música "Gostava Tanto de Você":

Não sei por que você se foi, tantas saudades eu senti e de tristeza vou vivendo, aquele adeus não pude dar, você marcou na minha vida, viveu morreu na minha história, chego a ter medo do futuro e da solidão que em minha porta bate...
E eu, gostava tanto de você, gostava tanto de você...

Eu sequer tive direito a um luto normal, a chorar como eu queria, pois tinha de ser forte: Amanda precisava muito de mim. Se ela me visse cabisbaixo e triste, talvez isso influenciasse na sua recuperação. Virei um ator, com uma capa externa de uma certa tranquilidade, mas por dentro muito angustiado e preocupado com a saúde de minha esposa. Deixei de ser médico, passei a ser um acompanhante.

A odisseia continuou quando Amanda, mesmo sem apresentar nenhum sangramento que justificasse, apresentava queda diária da hemoglobina, sendo submetida a diversas transfusões sanguíneas, mas que não elevava de forma satisfatória seus parâmetros hematimétricos, ou seja, a composição do sangue de Amanda não voltava ao normal mesmo com as diversas transfusões. Naquele momento, foi cogitada a possibilidade de distúrbio de coagulação e Amanda necessitou ser transferida para um hospital de maior porte, que contasse com hematologista, ficando internada desta vez na UTI do Hospital Esperança.

Ao chegar no Hospital Esperança, Amanda foi cuidada

pela equipe da UTI, mas necessitava ser acompanhada por um médico hematologista e vários hematologistas de Recife estavam fora do Estado, num congresso científico. Dentre várias ligações que fiz, naquele momento de muita angústia e preocupado por não encontrar hematologista, recebi uma ligação de uma grande amiga, Dra. Cleone Novaes, renomada obstetra do Recife, que foi direto no meu coração e na minha alma. Até hoje me lembro do que ela me falou:

– Glaucius, meu filho, eu já vi de tudo em obstetrícia ao longo da minha carreira, fique calmo, você não teve nenhuma culpa por isso ter acontecido. Pense que tudo já estava escrito. Agora eu estou ligando para saber se você está precisando de alguma coisa.

Deus enviou Cleone para me ajudar num momento extremamente delicado, quando procurava, sem sucesso, alguns colegas médicos para assumir o caso de Amanda. Era um caso muito complicado e era difícil encontrar alguém que fosse o médico responsável pela saúde de minha esposa, fora a competente equipe da UTI do Hospital Esperança. Com a voz bem amargurada, respondi a Cleone:

– Estou sim, Cleone, precisando de uma hematologista pois não encontrei nenhuma até agora para acompanhar Amanda aqui no Esperança!

Cleone me respondeu de maneira simples, tipo "deixa comigo!". E em pouco tempo me contatou:

– Glaucius, já consegui, Dra. Danielle Padilha vai acompanhar a sua esposa, já está sabendo do seu caso e em breve visitará Amanda. Qualquer coisa conte comigo!

Cleone não arrumou apenas uma hematologista, pois a Dra. Danielle Padilha era um anjo que eu estava precisando. Também enviada por Deus para cuidar da minha esposa. Ela assumiu o caso da minha esposa visitando-a diariamente, discutindo o caso com os colegas médicos da UTI do Esperança durante o dia e também com os plantonistas noturnos. Foi um ser humano de uma bondade imensa, de maneira que nenhum valor financeiro pagaria tudo o que ela fez por Amanda e, consequentemente, por mim. Além dos cuidados médicos, muitas vezes soube que Dra. Danielle conversava bastante com Amanda e choravam juntas, numa relação de amizade, sem perder sua postura como médica hematologista, mas também sendo uma espécie de psicóloga, uma "coach", uma grande motivadora para a recuperação de Amanda. Eu conhecia Dra. Danielle Padilha superficialmente, porque ela se formou na mesma universidade que eu, a UFPE, só que um pouco antes. Dra. Danielle Padilha é casada com Dr. Franklin, cardiologista, que também visitou minha esposa para discutir o caso e propor uma melhor conduta.

Mas, apesar de estar confortado com a equipe médica, eu estava muito mal: tive de enterrar meu filho prematuro e agora estava com uma esposa grave necessitando de cuidados intensivos. Apesar de tudo e graças a Deus, Amanda permaneceu o tempo todo consciente. Em alguns momentos, ficava torporosa e depressiva pela inexplicável perda de Mateus, mas também apresentando uma fraqueza relacionada à anemia grave. Foram múltiplas transfusões sanguíneas, de plaquetas e de plasma realizadas, foi preciso uma campanha nos meios de comunicação para doar o sangue em favor de Amanda que é do tipo A negativo, um tipo sanguíneo difícil de encontrar nos bancos de sangue.

Neste meio tempo, tentei agir como marido e cristão. Comprei um terço e uma santa, além de escrever uma carta pedindo pela recuperação de Amanda. Selecionei algumas músicas que ela gostava para escutar no meu celular e notebook enquanto ficava na UTI. Permaneci ao lado de Amanda praticamente todos os dias de sua internação, pois como médico eu tinha acesso às dependências do hospital. Dormia numa cadeira e ia para casa apenas para tomar banho e voltava para ficar com Amanda. Lembro ainda que houve um dia em que o desespero bateu, pois eu procurava ser forte, mas chega uma hora que o ser humano se mostra bastante frágil e eu desabei. Havia conversado com algumas amigas médicas que trabalhavam comigo no Hospital de Aeronáutica de Recife por não entender o caso de Amanda, por estar preocupado com tudo o que estava acontecendo. Foi quando numa tarde, de repente, recebi a visita de um verdadeiro pelotão de amigas. Pode ser que esteja esquecendo de alguém, mas eu lembro claramente da presença das seguintes amigas médicas: Juliana Trindade, Deyse Soares, Fátima Lima, Dorilene Soares, Ana Lúcia e Cinthya de Jesus. As colegas discutiam e se inteiravam do caso de Amanda, após logicamente me apoiarem, mas Cinthya me deu um abraço tão apertado, com um sentimento tão grande que nunca mais me esqueci. Eu precisava daquele carinho, daquela força de uma amiga que na verdade me conhecia há algum tempo. Eu desabei no ombro de Cynthia chorando copiosamente. Eu precisava chorar, colocar para fora tudo aquilo que me angustiava e, mais ainda, receber o conforto de uma grande amiga de que tanto gostava. Cynthia é minha amiga de longa data. Fomos residentes de ginecologia e obstetrícia em hospitais diferentes, mas cumpríamos plantões na Maternidade Brites de Albuquerque em Olinda, logo que acabamos a residência médica. Tínhamos uma consideração enorme um para com o outro. Após a época da residência médica, ela voltou a trabalhar comigo no Hospital de Aeronáutica de Recife, onde também operávamos juntos as cirurgias da sua especialidade, Mastologia. Indubitavelmente, Dra. Cynthia de Jesus foi a amiga do peito de que eu precisava. As médicas que foram para o Esperança discutiram o caso com a equipe do hospital e me deixaram mais confortado. O mais importante na verdade não foi nem a presença médica delas, mas a consideração que elas tiveram comigo. Eu realmente estava precisando dos amigos verdadeiros e me surpreendi porque elas não tinham nenhuma obrigação de visitar Amanda, fizeram tudo isso voluntariamente e me surpreenderam positivamente. Nos momentos de dificuldade, você se surpreende com alguns casos: algumas pessoas que você considerava seus amigos desaparecem, outras permanecem firmes e, muitas vezes, de quem a gente menos espera surgem atitudes surpreendentes.

Amanda não apresentava melhora satisfatória e foi decidida pela intervenção de plasmaférese, um procedimento que, na verdade, busca substituir todo o sangue de uma pessoa, mas com uma quantidade enorme de hemocomponentes seja plasma, plaquetas ou mesmo concentrados de hemácias. Lembro ainda que até os técnicos de enfermagem do Hospital Esperança ficaram preocupados, porque não era um procedimento realizado com uma certa frequência e, mesmo assim, era a opção em situações muito graves. Uma angústia me tomou conta, não entendia o porquê de tantas complicações, o quadro era incompreensível ao meu entendimento. Logo eu que me dediquei tanto a diversos casos graves na minha carreira, não entendia o porquê de tamanha complicação, por que minha esposa não se recuperava de forma satisfatória. O procedimento já estava indicado, seria realizado após a autorização do plano de saúde e eu estava bastante preocupado com o que iria acontecer.

Foi então que Amanda se cansou de ficar acamada, não podia se levantar, o banho era no leito. Ela decidiu que queria se levantar. Teoricamente não poderia porque estava numa UTI e lá os doentes ficam acamados, deitados, normalmente não caminham na UTI. E Amanda estava com anemia, havia o risco dela desmaiar. Mas ela insistia dizendo que queria se levantar e tomar um banho. Conversei com o médico que estava de plantão, insisti um pouquinho com os técnicos de enfermagem, que me ajudaram a cumprir esta tarefa: colocar minha esposa para caminhar até o banheiro e dar um banho nela. E, mesmo se locomovendo vagarosamente, Amanda chegou bem ao banheiro. Levamos uma cadeira apropriada para o banho e eu mesmo dei banho na minha esposa. Fiquei feliz porque em alguns momentos ela precisava se levantar e assim o fez. Voltou para o seu leito e sempre pedia para ficar pelo menos sentada na poltrona ao lado. O incrível aconteceu: Amanda resolveu melhorar, resolveu se levantar, resolveu "se curar". Em três dias Amanda apresentou uma evolução surpreendente clínica e também nos exames laboratoriais, e, ao invés de se submeter à plasmaférese, Amanda recebeu alta da UTI no dia 16 de abril de 2011, dia do aniversário de minha irmã Sandra Clélia. A recuperação foi rápida, em apenas três dias, Amanda já estava em casa. Por falar na minha irmã Sandra, ela e minha irmã Ana Cristina, além de me darem todo o apoio no momento de dificuldade, ficaram com nossa filha Allana, outra guerreira que enfrentou conosco este período de imensa adversidade.

Eu senti demais a perda de Mateus, como pai e como obstetra, mas não há como mensurar a dor de quem durante quase noves meses carregou no seu ventre uma criança linda, mas que infelizmente teve que nos deixar mais cedo, com 35 semanas de gestação. Segue o depoimento da pessoa que pra mim é um exemplo de vida e superação, que motivou também este livro, a minha amada esposa Amanda:

Eu nasci para ser mãe de dez filhos, mas jamais para suportar a dor de perder algum deles. Quando isso aconteceu, perdi o significado da vida. Eu sempre sentia Mateus mexer, conversava com ele várias vezes e todos os dias, de repente tive um sono muito ruim, acordei com uma sensação estranha e no início da manhã resolvi acordar Glaucius pra ele escutar os batimentos cardíacos de Mateus, porque não estava sentindo meu bebê mexer. Infelizmente, ele não conseguiu escutar o coração de Mateus nem com o detector cardíaco fetal e nem com o equipamento de ultrassonografia que ele tem em casa. Foi tudo muito rápido, segui para o Hospital de Aeronáutica, Glaucius confirmou com um amigo nosso, o Luís André, por ultrassonografia que eu possuía um hematoma por trás da placenta, típico dos casos de descolamento prematuro da placenta e, de repente, estava eu numa sala de cirurgia, submetendo-me a uma cesariana e sem poder estar com meu filho tão sonhado nos braços. A cirurgia se prolongou mais do que o normal porque, segundo a equipe, meu sangramento não estava sendo contido e corria o risco inclusive de perder meu útero e jamais poder engravidar novamente. Meu caso se agravou, fiquei na UTI do Hospital de Aeronáutica de Recife e depois na UTI do Esperança. Glaucius ficou comigo o tempo todo, tentando me confortar, sem sucesso. Com a perda de Mateus eu fiquei muito triste, a dor era muito forte. Eu estava gestante para dar um filho a Glaucius, um irmão a Allana, um neto aos meus pais (Onildo e Fátima) e um sobrinho para Karina, Kica (Ana Cristina) e Clélia. Jamais passava pela minha cabeça, sair da maternidade sem o meu filho. Eu já tinha inicialmente pedido a Mateus depois que ele se foi: "Filho me leve junto com você, eu não vou aguentar ficar sem você."

Até que um dia, Glaucius trouxe uma foto dele com Allana. Ele serviu uma refeição pra mim numa bandeja e colocou um porta retrato com esta foto. Eu temporariamente esqueci do meu amor por eles. Eu esqueci da responsabilidade que tenho em cuidar deles, tanto Allana, minha filha, como Glaucius, meu esposo, que já é órfão de mãe e precisa muito de mim. Foi quando eu me dei conta de que várias pessoas estavam esperando a minha recuperação. Quando me lembrei da minha família e da família de Glaucius, ou seja, da nossa família, que continuava mais unida ainda e torcendo pela minha recuperação. Mudei o meu pedido ao meu filho e conversei através de minhas orações com ele: "Mateus, eu preciso cuidar da sua irmã que ainda é muito pequena e também do seu papai Glaucius que está sofrendo bastante com a sua ausência, bem como toda a nossa família. Eu vou melhorar pra cuidar deles. Mateus eu tenho certeza que de alguma forma você está com a sua Vovó Vilma (mãe de Glaucius) e sei que ela vai tomar conta de você. Eu preciso ficar aqui e tomar conta de quem precisa de mim e, por favor, ajude-me a aguentar essa dor porque está difícil, mamãe ama muito você, meu filho, meu anjo tão sonhado."

Depois desta conversa, pedido ou oração que eu fiz para o meu filho, comecei a sentir que estava com um cheiro diferente, talvez o cheiro de hospital, comecei a me perceber melhor e decidi que queria tomar um banho no chuveiro e sentir a água cair na minha cabeça. Os profissionais de saúde da UTI não queriam permitir que eu tomasse esse banho, porque eu era uma paciente consciente, porém grave e não fazia sentido eu tomar um banho fora do meu leito estando numa UTI. Por insistência minha e de Glaucius, consegui tomar esse banho, ainda que numa cadeira específica para banho, auxiliada por Glaucius, um técnico de enfermagem e minha tia Clênia. Depois do banho eu queria colocar os brincos e minha aliança (que não entrava no meu dedo de tão inchado), peguei o notebook que Glaucius tinha levado e escutei uma música do Jammil chamada "Não vá embora":

Vamos deixar as janelas abertas
Vamos voltar a falar de amor
Vamos buscar as palavras certas
Não vamos mais querer saber quem errou

Vamos nos ter de novo com mais respeito
Tentar fingir que nada mudou
Curar a dor que dá no peito
Deixar para lá o que passou, passou

Lembro dias tão perfeitos
Tão perfeita essa paixão
Tudo tinha nosso jeito
Tudo tinha coração

Não queria esse medo, não queria a solidão.
Não vá embora, não vá embora não.

Recebi diversas visitas que me ajudaram bastante, vários familiares de Glaucius e de minha família. Meus pais me visitavam e se comunicavam com Glaucius o tempo todo e foram fundamentais na minha recuperação, bem como minhas cunhadas, Clélia e Kica (Ana Cristina), além de Karina, minha irmã. Mas uma conversa por telefone foi bem importante. Um amigo meu de longa data, Tiago Lemos, ligou pra Glaucius pra saber como eu estava. Tiago costumava tocar violão com Glaucius lá em casa, enquanto eu e Andreza, esposa de Tiago, ouvíamos a cantoria, cantávamos, conversávamos, enfim, eles eram muito divertidos. Eu não conseguia e não queria falar com ninguém, mas Glaucius olhou nos meus olhos, perguntando se eu não queria conversar com Tiago e eu finalmente resolvi conversar com alguém. Tiago me disse assim:

– Mandico (apelido de Amanda), saia daí dessa UTI que esse lugar não combina com você não. Vem aqui fora que tem um monte de gente esperando a sua alegria.

Foi quando eu ainda dei um sorriso sem graça (mas foi um grande avanço) e a partir daí eu só pensava em Allana e Glaucius, ou seja, eu tinha que melhorar.

Conversei e chorei diversas vezes com a Dra. Danielle Padilha que sempre me ajudava demais, apesar de minha resistência inicial, até que um dia, ela também percebeu minha melhora e me encaminhou ao apartamento. Depois, em três dias eu já estava em casa. Logo eu que estava para me submeter a um procedimento invasivo chamado plasmaférese, uma das poucas formas de tratamento do meu problema de saúde, no mesmo dia me sensibilizei com a foto de Allana e Glaucius, tomei banho, sentei numa cadeira, ouvi as músicas que eu gostava e conversei com um querido amigo meu. A água daquele banho que tomei quando decidi melhorar simbolizou um novo batismo, o retorno de minha fé após este período em que quase me entreguei. Minha recuperação e alta em três dias simbolizaram uma espécie de ressurreição pessoal. Mas eu ainda tinha que carregar a cruz de voltar pra casa sem o meu filho.

Quando eu cheguei em casa, todos os dias eu entrava no quarto de Mateus, trocava o lençol do berço, limpava o quarto e ficava sozinha. Isso de alguma forma me fazia bem. Eu sentia meus braços pesados, vazios, uma dor no peito que eu ficava sem ar, mas sempre lembrava de que teria que ficar bem para cuidar da minha família (eu prometi isso a Mateus).

Estávamos em casa, apesar de toda a dificuldade enfrentada, como por exemplo o quarto do bebê todo preparado, conseguimos como uma família muito forte passar por estes obstáculos. Todos os dias após o parto de Amanda, parecia que a população de grávidas e recém-nascidos havia aumentado, pois só enxergava grávidas e bebês à minha frente. Amanda também me confessou isto. Acho que a dor da perda faz com que você fique toda hora lembrando e maximizando o seu desejo de gravidez exitosa e seu recém-nascido. Mas isso foi passando ao longo do tempo.

Aproximadamente um mês após o nascimento de Mateus, resolvi passear um pouco. Para mim, era sempre difícil enfrentar o dia das mães, principalmente naquele dia que, além de órfão de mãe, tive de suportar a dor de Amanda que sequer poderia comemorar o dia das mães. Decidi ir para o jogo do Sport Recife contra o seu adversário principal: o Santa Cruz. Para minha surpresa, o Sport levou dois gols já no primeiro tempo, merecendo, na verdade, levar uma goleada por jogar um péssimo futebol. Pela primeira vez na vida, irritado pelo péssimo desempenho do meu time, resolvi deixar o estádio no final do primeiro tempo. Só que havia uma escada pequena de uns dez degraus no acesso das cadeiras até a área dos banheiros e dos bares. Escorreguei nesta escada e tentei me levantar sem sucesso: fraturei dois ossos de minha perna direita, a tíbia e a fíbula, fui levado de maca para a ambulância que me transportou ao Hospital Memorial São José. Fui operado pela ortopedista Dra. Oscalina e, como parte do tratamento, fiquei três meses sem caminhar livremente: um mês parado, locomovendo-me em cadeira de rodas, e mais dois meses andando com auxílio de muletas.

Amanda ficou comigo acompanhando meu tratamento cirúrgico e minha recuperação pós-operatória. Eu não sabia naquela época, mas Amanda estava eliminando uma secreção alaranjada que chamamos de seroma. Pedia às enfermeiras para realizar seu curativo. Ela não queria me deixar só, afinal eu também fiquei ao seu lado quando precisou. Esse líquido ainda permaneceu na sua barriga por um bom tempo. Quando cheguei em casa após a alta médica hospitalar, realizei a ultrassonografia e também diversas punções em casa mesmo para retirar o líquido de sua barriga, mas não adiantava, voltava a encher novamente. Todos os casos que acompanhei como este necessitaram de intervenção cirúrgica, ou seja, Amanda poderia se submeter novamente a uma cirurgia. Meu medo era que Amanda tivesse uma infecção e, ao se submeter a um novo procedimento cirúrgico, ser necessária a realização de histerectomia, ou seja, a retirada do útero que a deixaria estéril, sem mais poder realizar o sonho de ter outro filho biológico. Foi então que um amigo, o Dr. Theobaldo, o ginecologista mais experiente da equipe do

Hospital de Aeronáutica de Recife, optou por insistir em não realizar nenhum procedimento cirúrgico em Amanda, apenas acompanhar. Graças a Deus e à conduta médica tomada, Amanda se recuperou em alguns dias, não mais eliminando qualquer líquido proveniente de sua barriga e os exames que foram pedidos para ela, na época da UTI, foram resgatados. Amanda era portadora de uma das trombofilias congênitas considerada como mais grave, o Fator V de Leiden, o que justificou o distúrbio de coagulação que ela apresentou. Apesar do desfecho negativo neonatal, tinha de comemorar a vida da minha esposa, a vivência com minha filha Allana, que me ajudou muito ficando ao meu lado intensamente enquanto estava afastado de minhas atividades médicas por causa da perna fraturada. Amanda voltou a estudar, e eu já sabia a causa da complicação no parto dela e sabia que tinha um tratamento bastante eficaz. Era uma questão de tempo para programar um novo desafio, uma nova gravidez.

Segue o que Amanda concluiu sobre o caso de Mateus. Ela só conseguiu escrever seis anos após o nascimento dele:

Se eu tenho uma certeza na minha vida é a de que Mateus vive do meu lado porque meu amor por ele é muito grande, eu realmente daria minha vida pra ficar com ele. E Mateus está presente na minha vida no sorriso puro de Allana e João Pedro; no rostinho de Isabela, nossa afilhada; quando meu afilhado Guilherme me chama de madrinha, no abraço puro e sincero dele, em cada criança que chega perto de mim; em Erick, meu afilhado de coração, um pequeno guerreiro que eu sinto que tenho uma missão com ele; no carinho de minha prima Isabelle; na minha faculdade de Nutrição, quando eu estudo, também lembro dele; em cada parto que Glaucius realiza, principalmente nos casos de alto risco, com histórias parecidas com a minha e em cada amanhecer quando abro meus olhos, a primeira coisa que penso são meus filhos. Assim, Mateus sempre estará comigo nas minhas melhores atitudes e no meu melhor sorriso.

Filho, se fosse para passar e sofrer tudo de novo, mesmo sabendo que não teria você nos meus braços, eu passaria, só para ter o prazer de ser sua mãe. Com a sua perda ficamos mais fortes, valorizamos a nossa família, papai também sentiu a dor que não tem nome e hoje ajuda muitos casais a realizarem o sonho de construir uma família, principalmente depois de ter passado por experiências difíceis como a nossa. Tudo isso, por causa de você, meu filho, meu anjo.

Muitas vezes eu perguntei a Deus: "Por que comigo?". Hoje compreendo que tinha de ser comigo, esposa de obstetra, fui merecedora de ser mãe de Mateus, de poder gerar um filho tão lindo e amado e de poder descobrir depois dele que eu tinha trombofilia. A pergunta mais correta que eu deveria fazer era: "Por que não eu?" que seria capaz de passar por tudo isso para curtir minha gravidez, de sentir você dentro de mim. Por que não eu, que contei com o apoio de minha família e que realizei a investigação que precisava para o diagnóstico de trombofilia? Por que não eu, que depois desta experiência me senti uma mãe muito mais realizada, porque superei este momento difícil, cuidei de meu esposo e de minha filha e pude unir ainda mais nossa família? Foi graças à gravidez e nascimento de Mateus, que hoje também tenho o João Pedro, meu filho, um afilhado chamado Guilherme, uma afilhada chamada Isabela e papai ajudou muitos casais com trombofilias e perdas gestacionais a construírem sua família.

3. O MILAGRE DE MINHA VOLTA AO TRABALHO: O MEU RENASCIMENTO

Assim que voltei a trabalhar no Hospital de Aeronáutica de Recife, especificamente no pré-natal, andando de muletas, estava muito desconfiado. Eu me achava o pior obstetra do mundo porque não fui capaz de proporcionar uma gravidez e parto saudáveis para a minha esposa. Achei que jamais voltaria a praticar a obstetrícia e que ninguém confiaria mais no meu trabalho. Para a minha surpresa, tive dois casos que não foram extraordinários, foram gestações de baixo risco, mas que simbolizaram o meu retorno como obstetra. Uma cliente, a Andreza, que teve de deixar o pré-natal que estava fazendo comigo enquanto permaneci afastado por cerca de dois meses, voltou a me procurar. Eu até lhe falei que pensaria que jamais ela voltaria a realizar o pré-natal comigo e realizou não apenas aquele, como também o pré-natal nas duas gravidezes subsequentes. Isso mesmo: ajudei no nascimento dos três filhos dela. Outro caso que simbolizou o meu retorno foi o parto de Patrícia, esposa do meu amigo e irmão em Cristo, João Danyel, fisioterapeuta que cuidou de mim realizando atendimento domiciliar e levando a palavra de Deus para a minha casa. Ajudei no nascimento de Luís Felipe, o segundo filho do casal. O interessante é que eu voltei a praticar a obstetrícia que considero integral: eu realizava todo o acompanhamento obstétrico nas consultas de pré-natal como também todos os exames ultrassonográficos, já que possuo residência médica e certificado de atuação em Medicina Fetal. Decidi que iria realizar um monte de partos para "compensar a minha perda" e que iria estudar mais e mais trombofilias na gravidez.

4. A INFELIZ COINCIDÊNCIA E O CASO DE DANIELLE

No dia 10 de abril de 2012, exatamente um ano após a perda de Mateus, numa consulta de pré-natal no Hospital de Aeronáutica de Recife, no oitavo mês de gestação, especificamente 33 semanas, tive dificuldade de escutar o coração de um bebê, o Davi, filho de Danielle. Como eu realizava ultrassonografia, encaminhei o casal para aquele setor a fim de realizar o exame após o término das consultas. Para minha surpresa, exatamente um ano após a morte de meu filho, tive de dar a péssima notícia ao jovem casal de que seu primeiro filho estava morto na barriga da mãe. O médico que dá a primeira má notícia muitas vezes é considerado frio, insensível. Apesar de observar uma mudança incluindo alguns cursos específicos, a verdade é que na faculdade muitos médicos não são treinados sobre como se deve dar uma notícia ruim. Expliquei olhando nos olhos do casal que sabia exatamente o que estavam sentindo porque já passei por uma situação como a deles. Conversei ainda com o esposo, pedindo para que ele fosse muito forte porque sua esposa precisava do seu apoio ao invés do seu desespero, de sua tristeza. Induzimos o trabalho de parto através de comprimidos introduzidos pela via vaginal que ajudam na realização do parto. Eu nem estava de sobreaviso naquele dia, mas decidi que seria o obstetra daquele parto, senti-me na obrigação de usar todo o meu profissionalismo para ajudar o casal, até porque senti as dores que eles estavam sentindo e sabia algumas maneiras de amenizar aquele sofrimento. Foi muito difícil para mim, pela "coincidência" da data, mas, sem dúvida alguma, senti-me muito mais preparado para explicar o que estava acontecendo. Cheguei ainda a dizer ao casal:

– Tenham calma, porque vocês estão no "olho do furacão", mas depois nós vamos investigar o seu caso e descobrir o porquê da perda do Davi. E, no final, programaremos outra gestação e dará tudo certo.

Na investigação, descobri que Danielle era portadora de uma trombofilia, a mutação do Gene da Protrombina. Foi acompanhada pela Dra. Danielle Padilha na gravidez subsequente e teve o Miguel após todo o cuidado de uma gestação de alto risco, além da administração de uma medicação anticoagulante, a enoxaparina, que reduz muito o risco de óbito fetal e de complicações maternas relacionadas a distúrbios de coagulação. Gerenciou muito melhor o estresse na segunda gravidez do que na primeira, pois passava por um período muito conturbado no seu trabalho. Danielle se preparou fisicamente, emocionalmente e espiritualmente, pois tinha uma fé enorme e permitiu que eu participasse ativamente da segunda gestação. Miguel nasceu sob minha assistência, de uma gestação de nove meses, sem nenhuma intercorrência no pré-natal. Danielle e seu esposo sobreviveram à dor que não tem nome, da perda de um bebê, através desta linda história de superação.

5. O nascimento de João Pedro

Planejamos a gravidez de Amanda. Não queria deixá-la longe de mim. Não seria o médico obstetra dela, mas acompanharia a sua gravidez como seu esposo.

Amanda retornou ao consultório da Dra. Danielle Padilha, que fechou o diagnóstico de trombofilia congênita (Fator V de Leiden), já indicando o tratamento com enoxaparina, um medicamento anticoagulante que evita os casos de trombose.

Quando Amanda engravidou, liguei para Cleone e pedi para que ela acompanhasse a gravidez de Amanda. Como notável obstetra e sertaneja que é, Cleone aceitou o desafio e realizou todo o acompanhamento pré-natal. Amanda também foi indicada para realizar acompanhamento psicológico com Dra. Carolina, fundamental para o êxito desta gravidez.

Mas claro que não poderia deixar de realizar as ultrassonografias de meu filho. Isso mesmo: eu suspeitei o sexo desde a 11ª semana novamente e, o Dr. Pedro Pires, a maior referência em Medicina Fetal do Recife, confirmou na realização da ultrassonografia obstétrica morfológica do primeiro trimestre. Ao confirmar o sexo, decidimos o nome: Amanda queria João e eu queria Pedro. Eu gostei do nome João, pois é o nome de um evangelista de Cristo (como Mateus), além do próprio

São João Batista que batizou o próprio Cristo. Mas, como queria outro nome bíblico e forte, resolvi colocar Pedro, que lembra Pedra e daquela frase bíblica:

> "Pedro tu és pedra e sobre ti edificarei a minha Igreja".
> – Mateus 16, 18

Além disso, lembrei-me de que o bebê mais resistente que conheci foi Pedro, filho de meu melhor amigo Armindo e precisava também internamente desta referência para que tudo desse certo. Mais ainda, João Pedro também foi o nome de um jogador de futebol, um lateral esquerdo do Sport Recife, meu time de coração.

Desta vez, eu me cerquei de todos os cuidados possíveis e imagináveis. Eu dava umas espiadinhas na ultrassonografia de Amanda, mas deixava os exames principais com o Dr. Pedro Pires. Amanda me ajudava na realização de ultrassonografias que realizava em diversas clínicas na região metropolitana do Recife. Era uma forma também de estar perto de mim, de maneira que tanto eu como ela nos sentíamos mais seguros juntos. Além disso, quando faltavam três meses para o parto, pedi licença sem vencimento de um vínculo público concursado que possuía, mas que foi negado. Não pensei duas vezes e pedi exoneração, pois minha esposa era uma gestante de alto risco e não ia abrir mão de ficar longe dela por conta do trabalho, principalmente no momento em que mais precisava, o terceiro trimestre.

Quase próximo à 37ª semana de gestação, João Pedro estava com um peso estimado na ultrassonografia maior do que 3kg e Amanda já não aguentava mais nem caminhar direito.

Foi quando começou a iniciar o trabalho de parto e, como se tratava de uma gravidez de alto risco pela trombofilia e ela já tinha se submetido a duas cesarianas, no dia 07 de janeiro de 2013, através de uma cesariana tranquila e humanizada, João Pedro, que chorou logo, nasceu em excelentes condições de vitalidade, bastante saudável. Amanda se recuperou normalmente, como se fosse uma gestação de baixo risco. Ufa, conseguimos! Valeu a pena acreditar! Lá no Hospital Esperança, ainda me lembro de que já havia um serviço de musicoterapia e pedi para o músico tocar algumas músicas para Amanda, na verdade para nós dois, para nossa família. E cantei mais uma vez a música "Como é grande o meu amor por você!".

6. O início do consultório e a incrível história de Simone, com o nascimento de Guilherme após quase de dez abortamentos

Havia acabado de iniciar o consultório. Queria realizar muitos partos ainda, talvez até para compensar a perda que tive. Mais ainda: queria continuar estudando e oferecer um serviço de atenção integral à saúde da mulher. Eu tinha uma boa formação em ginecologia e obstetrícia geral, mas também em ultrassonografia e medicina fetal, além de colposcopia e patologia cervical. Uma mulher em idade reprodutiva, ou seja, entre 10 e 49 anos, poderia realizar todo o acompanhamento comigo desde a parte clínica até os exames complementares de ultrassonografia e colposcopia. Mas não considerava que apenas este acompanhamento fosse isoladamente o mais importante, senti na pele o quanto era importante o acompanhamento psicológico, bem como o nutricional. Sempre orientei o acompanhamento transdisciplinar. Existe uma grande diferença entre transdisciplinaridade, interdisciplinaridade e multidisciplinaridade. Este último é o mais comum, caracteriza-se em saúde pelo acompanhamento por diversas especialidades de forma isolada. Para mim, isto é mais danoso do que benéfico. Cada profissional estabelecerá uma conduta, sem sequer avaliar os tratamentos de outras especialidades. Assim, cada profissional age isoladamente, sem conexão com outra especialidade. Na interdisciplinaridade, as diversas especialidades discutem o acompanhamento, ou seja, são conectadas, mas ainda cada uma respeitando os limites da outra. E na transdisciplinaridade não existem limites para as diversas especialidades, elas estão interligadas, uma de certa forma até ocupando o espaço da outra, mas visando ao acompanhamento integral. É como se eu, obstetra, preocupasse-me com a parte nutricional e psicológica, bem como a nutricionista se preocupasse com a parte obstétrica e psicológica e até a psicóloga se preocupasse com o acompanhamento nutricional e obstétrico.

Em 2013, no início do consultório, chegou uma cliente diferenciada. Recém-chegada de São Paulo, esposa de um empresário bem-sucedido com fábricas em São Paulo, Recife e até no exterior. Um ser humano formidável, simples, que veio até mim por indicação do consultório vizinho ao meu. Ela ligou para procurar um consultório de ginecologia e obstetrícia que também realizasse ultrassonografia e fosse localizado próximo da residência dela. "Bingo!!!". Ainda hoje, poucos consultórios de ginecologia e obstetrícia possuem equipamento de ultrassonografia e o meu, naquela época no bairro de Piedade em Jaboatão dos Guararapes, era o único da região, ainda hoje um dos poucos da região metropolitana do Recife. Eu me lembro da ansiedade de Simone quando veio para mim com um teste de gravidez positivo e querendo realizar a ultrassonografia logo. A história dela era bem complicada. Além de ter mais de 35 anos, considerada classicamente como gestante com idade materna avançada, contabilizava cerca de dez tentativas entre inseminações, fertilizações e gravidezes espontâneas. Foi acompanhada por um famoso professor, médico obstetra de São Paulo especialista em reprodução humana e gravidez de alto risco. Mas me lembro de que na primeira ultrassonografia realizada, não consegui visualizar nada, mal via o saco gestacional, a primeira estrutura ecográfica visualizada na ultrassonografia obstétrica inicial. Simone possuía um nódulo miomatoso no fundo do útero que atrapalhava a visualização do saco gestacional. Mas, para mim, uma cliente com beta-HCG positivo, mau passado obstétrico (eram quase dez abortamentos de acordo com seu relato) era igual a anticoagulação. Também prescrevi o ácido fólico, uma vitamina do complexo B, fundamental para o desenvolvimento do embrião, particularmente do sistema nervoso central, mas que também está relacionado com redução de risco de trombose por reduzir a homocisteína, um aminoácido relacionado com inflamação crônica e distúrbios de coagulação. Após terminar uma ultrassonografia obstétrica quase que inconclusiva, disse para Simone:

– Eu não sei o que você tem, qual é a sua patologia, mas eu quero que comece esta medicação e retorne com uma semana para repetirmos a ultrassonografia. Vou lhe encaminhar para uma excelente médica hematologista de minha confiança e iremos investigar o seu caso, mas quero que você comece esta medicação anticoagulante hoje, entendeu? Eu falei hoje! Esta é nossa chance de ouro. Comece a medicação hoje.

Eu havia prescrito uma medicação anticoagulante, a enoxaparina, que, nos casos de trombofilias como o da minha esposa, ajuda também a evitar complicações relacionadas aos distúrbios de coagulação na gravidez e no início da gravidez, diminui os riscos de abortamentos.

O esposo de Simone, Marcos, apresentava-se costumeiramente de maneira bem simples: calça jeans e camisa de malha branca. Mas sempre foi bastante sisudo. Minha esposa, que trabalhava comigo na época, e minha secretária, Fernanda, sempre estranhavam o fato de ele ficar na recepção meio que de mau humor, direto no celular, não dava nenhum sorriso. Quando afirmei que Simone precisava da medicação anticoagulante, Marcos retrucou:

– Mas Dr. Glaucius, Simone foi acompanhada pelo Professor Fulano de tal, que você até falou que já leu muitos artigos e livros dele, por que ele não prescreveu esta medicação? Simone provavelmente já foi investigada para isso e, se tivesse indicação, ele teria prescrito. O Dr. Fulano de tal é meu amigo pessoal inclusive, e se você quiser eu ligo agora para ele e ele lhe passa toda a investigação.

Apesar de nordestino, Marcos estava perplexo porque depois de tantos abortamentos e fertilizações, um jovem obstetra de Recife havia proposto um tratamento relativamente simples, mas que não foi realizado em nenhuma das tentativas pregressas. E realmente não acreditava que o outro colega, renomado professor de obstetrícia, poderia ter esquecido ou não considerado a oportunidade deste tratamento. Eles se submeteram a diversas formas de tratamento em São Paulo e ainda tinham dúvidas sobre qual era a melhor. Foi quando respondi para Marcos e Simone:

– Agora, aqui em Pernambuco, o médico obstetra de Simone sou eu, não adianta de nada ligar para o Dr. Fulano de tal porque não irei mudar a minha conduta. Respeito demais o colega, mas não vou abrir mão deste tratamento. Tem indicação formal de iniciar a anticoagulação o mais breve possível, portanto não deixe de fazer uso da medicação prescrita.

Costumo dizer aos meus clientes, amigos e familiares que tenho plena consciência de que sou chato. Mas sou um chato do bem. Muitas vezes, sou sisudo como o amigo Marcos, talvez pelas marcas que a vida nos deixou, entre diversas perdas, dificuldades. Muitas vezes um semblante sisudo e uma chatice no comportamento escondem uma pessoa com um coração materno, que ama demais a profissão, que sofre também com o seu cliente e que precisa estar sério diante de tantas situações difíceis.

Simone iniciou a medicação e na outra semana realizou uma ultrassonografia comigo e identificamos a evolução do saco gestacional, da vesícula vitelina, do polo embrionário e, principalmente, dos batimentos cardíacos embrionários. Pela primeira vez, Simone e Marcos viram e ouviram o coraçãozinho do seu bebê e pela primeira vez acreditaram que tudo daria certo. Simone queria realizar ultrassonografia toda semana, eu insistia que não tinha indicação e convenci inicialmente, já que tinha sido o primeiro obstetra que lhe ajudou a ter uma gravidez viável. Esta experiência em ser obstetra e escutar os primeiros batimentos cardíacos do embrião é simplesmente espetacular. Participar integralmente de todo o desenvolvimento embrionário e fetal, culminando com o ápice da assistência ao parto e o retorno para consulta puerperal é simplesmente mais do que formidável, é o que me motiva para seguir acreditando na obstetrícia integrativa e funcional. E poder ouvir os batimentos cardíacos de um casal tentante depois de quase dez insucessos gestacionais é indescritível.

Descobrimos na investigação laboratorial que Simone possuía uma trombofilia pouco conhecida e muito discriminada: o Polimorfismo MTHFR, sigla de uma enzima denominada "MetilTetraHidroFolato Redutase" uma enzima que é importante no metabolismo do ácido fólico, que transforma o folato na sua forma ativa, o 5-Metil-Tetrahidrofolato, a forma ativa do ácido fólico, envolvido na síntese do DNA, RNA, na multiplicação celular e na redução dos riscos de trombose através da redução da homocisteína, conhecida popularmente como metilfolato. Encaminhei Simone para a nutricionista da minha equipe, a querida Dra. Conceição Antonino, detalhei sobre o caso e deixei claro que queria que Simone modificasse a alimentação com a ingestão também de muitos vegetais folhosos, ricos em vitamina do complexo B. Devido à ansiedade que a gravidez causaria, encaminhei Simone à psicóloga Dr. Carolina e fizemos este acompanhamento transdisciplinar, posto que, de vez em quando, discutíamos o caso para uma melhor proposta de acompanhamento pré-natal.

No quarto mês de gestação, descobrimos o sexo: masculino. O bebê se chamaria Guilherme. Gostei do nome, pois lembrei imediatamente de um grande amigo meu de infância, que estudou comigo no primeiro grau do colégio Imaculado Coração de Maria. Durante o pré-natal de Simone, eu me preocupava bastante com sua alimentação, insistindo que ela melhorasse seus hábitos alimentares e controlasse a ansiedade. Simone queria fazer ultrassonografia toda semana, após o quinto mês de gestação, comprou um aparelho portátil para escutar o coração do seu bebê. E o pior: convenceu-me a realizar a consulta de pré-natal com ultrassonografia toda semana. Eu me rendi à insistência de Simone, mesmo discordando academicamente, pois não fazia sentido. Chegamos num acordo de realizar ultrassonografia a cada quinze dias, e no intervalo deste período também dava uma "olhadinha" no Guilherme na consulta de pré-natal, que se tornou semanal a partir do sexto mês de gestação. Simone ficava muito tranquila em escutar os batimentos cardíacos do bebê, aquilo lhe motivava e eu também ficava mais tranquilo. Queria praticar a obstetrícia baseada em evidências, mas não poderia deixar de entender a particularidade do caso. Afinal, como já disse uma aluna minha na pós-graduação de Nutrição Materno-infantil: "Medicina é muito mais do que teoria, prática; Medicina é sentimento". Se Simone sentia-se bem em ouvir o coração do bebê toda semana, falei para minha secretária: "Dê um jeito, Fernanda, arrume a vaga para ela no consultório semanalmente". A gravidez transcorreu normalmente até a 33ª semana, próximo da 34ª semana. Foi quando recebi a ligação de Simone informando que havia perdido líquido e que estava escorrendo pela perna. Encaminhei para a maternidade de referência, onde costumo realizar os partos das clientes que acompanho, confirmamos o diagnóstico de Amniorrexe Prematura Pré-Termo, ou seja, perda de líquido antes de iniciar o trabalho de parto e antes de completar as 37 semanas de gestação. No hospital, Simone recebeu uma medicação para amadurecer o pulmão de Guilherme e diminuir os riscos da prematuridade. Iniciamos também o tratamento com antibióticos, pois, com a bolsa amniótica rota, o risco de infecção materna e neonatal aumenta. Com mais de dois dias de internação, Simone apresentou aumento de suas contrações, mesmo estando com o colo fechado, indiquei a realização da cesariana, pois, além do quadro clínico de gravidez de alto risco pela trombofilia e mau passado obstétrico, Simone apresentava-se com amniorrexe prematura e colo uterino fechado. E mais importante: era desejo de Simone o parto cesariano. Era o dia 19 de abril, quando realizei o parto cesariano de Simone, exatamente no dia do aniversário do pai, o Marcos, o ex-sisudo. Eu, preocupado com um parto prematuro, não é rotina no meu consultório, visualizei um pai superfeliz, sorridente, radiante porque o parto seria no mesmo dia do seu aniversário, mesmo sendo de urgência. De lá para cá, só vejo Marcos sorrindo. O parto foi tranquilo, sem intercorrências. Guilherme chorou logo ao nascer, mas era prematuro e necessitava de cuidados especiais na UTI neonatal. Aí foi quando outra amiga médica, uma neonatologista que havia acabado de terminar a residência médica, assumiu os cuidados de que Guilherme precisava. Dra. Bruna Brasileiro foi de um profissionalismo enorme, acompanhando de perto o milagre chamado Guilherme e se sensibilizou com a história de Simone com cerca de dez abortamentos e fertilizações. Guilherme foi outro bebê abençoado por Deus, que não necessitou de oxigenioterapia e se recuperou rapidamente, recebendo alta da UTI e também do próprio hospital em poucos dias.

Mais importante do que o que escrevo é o testemunho a seguir de Simone, um verdadeiro exemplo para muitas mulheres "tentantes" que sonham em finalmente ter o seu bebê:

Em 2002, percebemos que queríamos ter um filho, já estávamos casados há cinco anos, morando em outro estado, decidimos que aquele era o momento certo. Mas não é só o casal que decide o momento certo. Como a maioria dos casais que tomam essa decisão, fui ao médico, fiz exames e, com os resultados todos normais, era só tentar, por pelo menos um ano. Esta foi a fase de tentar de tudo o que falavam: temperatura, muco, posição, travesseiro e nada. Procurei outro médico que prescreveu uma medicação para induzir a ovulação.

No ano de 2003, com um ano de tentativas, decidimos procurar um médico especialista em reprodução humana e infertilidade, ele pediu um exame mais específico, chamado histerossalpingografia, que avaliaria se minhas trompas estariam obstruídas ou não e, graças a Deus, o resultado foi normal. Apesar do resultado, ele sugeriu a realização da fertilização in vitro (FIV), para conseguirmos mais rápido o que desejávamos. A nossa impressão era de que se tratava de um negócio e resolvemos esperar um pouco mais.

Já era 2004, quando mudamos de cidade e procurei outro médico que também prescreveu medicação para induzir a ovulação. Eu seguia as recomendações de todos os profissionais, mas, como não conseguia engravidar, continuava a procurar outras opiniões. Foi quando encontrei um Ginecologista e Obstetra que fazia parte de uma equipe de reprodução assistida, imaginei: "É ele que vai me ajudar a engravidar!". Este médico, depois de avaliar antigos e novos exames realizados, diagnosticou endometriose e eu fui submetida a uma cirurgia em novembro de 2005 e ele disse que estava tudo em ordem para engravidar, o que mais uma vez não aconteceu, nem no ano de 2005.

Em março de 2006 fomos a uma clínica de fertilização cujo médico em quem naquela ocasião mais confiávamos fazia parte do corpo clínico desta clínica. Era um centro médico de referência em infertilidade. Eu já tinha feito vários exames e meu marido também fez exames mais específicos. Os resultados continuaram normais, usamos algumas vitaminas e nos informamos e decidimos pela inseminação artificial e fertilização in vitro.

Em fevereiro de 2007, optamos junto com o nosso médico por três tentativas de inseminação, por estarmos bem e idade ainda *inferior a 35 anos. Tentei três inseminações: em abril, maio e setembro de 2007, ou seja, três tentativas de inseminação artificial sem sucesso. Foi então que partimos para a fertilização* in vitro *(FIV) em outubro de 2007. Iniciamos o protocolo e, em novembro de 2007, realizei a primeira tentativa de FIV, sem sucesso. Na segunda tentativa de FIV, em dezembro de 2007, o beta-HCG foi positivo, ou seja, na minha cabeça tinha dado tudo certo, finalmente estava grávida!*

Viajamos no final de dezembro de 2007 para o nosso estado, Pernambuco, passar o Natal e Réveillon com a família e contar a novidade. No dia da viagem, estava sentindo cólicas e percebi um sangramento discreto. Informei o que aconteceu ao meu médico e fomos à urgência, em 20/12/2007. Colhi um novo beta-HCG e fui submetida à ultrassonografia transvaginal. O médico que me atendeu disse que estava tudo bem e só procurasse meu médico quando voltasse para minha cidade, pois tudo estava normal. Mas nós queríamos ter a certeza de que tudo estava indo bem. No dia seguinte, fiz outro beta para acompanhar o seu aumento (que estava acontecendo) e a evolução normal da gravidez. Conseguimos marcar uma ultrassonografia obstétrica com um conceituado médico da cidade de Recife em 26/12/2007. Ao realizar a tão esperada ultrassonografia, o médico não falava nada! E eu perguntei: "Dr., está tudo bem?".

De repente, ele vira e diz: "Eu estou vendo uma gravidez tubária e você precisa se submeter uma cirurgia agora, pois você está correndo risco de vida". E assim indicou a videolaparoscopia para tratar a minha gravidez ectópica. Só que nenhum médico que ele conhecia faria o procedimento por videolaparoscopia. Mas Deus sabe o que faz e envia anjos para nos ajudar nos momentos de dificuldade. Mesmo estando em outro estado, no final de ano, o nosso médico de São Paulo tinha um colega de profissão passando férias em Pernambuco e que fazia o procedimento por laparoscopia. Eu fui direto do consultório para o hospital e meu marido com o nosso médico de São Paulo tentavam encontrar o médico, que estava de férias em Recife para realizar minha cirurgia. Finalmente, ele foi encontrado e em algumas horas foi ao hospital, informou sobre a gravidade do caso e o que estava acontecendo e fez a cirurgia no mesmo dia. A cirurgia foi um sucesso, deu tudo certo! Só não estava mais grávida e acabei perdendo uma trompa.

Voltamos para casa em São Paulo, recuperamo-nos e em março de 2008 realizei a terceira tentativa de FIV, o beta foi positivo, mas a gravidez não evoluiu. Em junho de 2008, a quarta tentativa de FIV: mais uma vez o beta inicialmente foi positivo, mas a gestação não evoluiu. Começamos uma investigação por causa das perdas (uma avaliação imunológica) e depois de muitos exames foi prescrito uma vacina elaborada do sangue do marido, que eu precisava usar duas imunizações com intervalos de seis semanas sem tentativas e depois, se positivo, continuava com os reforços da vacina.

Em setembro de 2009, os exames mostraram bons índices e nós já podíamos tentar novamente. Mas, com apenas uma trompa, ficaria mais difícil sem a FIV. Em outubro de 2009, submeti-me à quinta tentativa de FIV. E mais uma vez, beta HCG inicialmente positivo, mas a gravidez não evoluía. Então, foi prescrita uma medicação chamada imunoglobulina (cinco frascos por vez), antes da tentativa seguinte de FIV e todo mês até o beta-HCG positivo, tomava a vacina elaborada do sangue do marido e todas as medicações da FIV, para preparação e aspiração dos óvulos.

Em fevereiro de 2010, realizei a sexta tentativa de FIV. E mais uma vez, beta HCG inicialmente positivo, mas a gravidez não evoluía.

Como nosso sonho ainda existia, como sempre, nos recuperávamos e voltávamos a tentar engravidar. Realizamos mais exames e foi sugerida mais uma medicação chamada adalimumabe (na época uma nova medicação que poderia nos ajudar) e a incluímos no nosso vasto arsenal de medicamentos.

Dezembro de 2010, sétima tentativa FIV. Agora com imunoglobulina, vacina do marido e adalimumabe. E mais uma vez beta-HCG inicialmente positivo e perda logo em seguida.

Em todas as tentativas, era mais ou menos assim: beta-HCG positivo e a cada três dias repetia o exame para acompanhar e o resultado era sempre mais baixo que o esperado. Eu fiz tantos exames de beta-HCG que procurava alternar os laboratórios da cidade porque ficava com vergonha de fazer o mesmo exame tantas vezes.

Resolvemos dar mais um tempo e nessa hora que você se pergunta: "Será que não é para acontecer?". Tem sempre alguém muito próximo que fala algo do tipo: "Às vezes é por merecimento, quem sabe no próximo ano você não consegue?". São frases simples, sem maldade, mas que machucam e nos fazem refletir e pensar se realmente conseguiríamos realizar o nosso sonho de ter um bebê.

Não nos arrependíamos de nada, tínhamos consciência de que estávamos fazendo tudo o que era possível para conseguirmos ter nosso filho. E não tinha acabado, porque ainda tínhamos embriões congelados que podíamos transferir.

Fevereiro de 2012, oitava tentativa de FIV. Usei todas as medicações, com exceção do adalimumabe e fizemos um diagnóstico genético pré-implantacional nos embriões congelados. O mais saudável foi implantado, era do sexo feminino e estava normal para todos os cromossomos analisados, mas não deu certo também.

Em setembro de 2012, nós voltamos a morar em nosso Estado de origem, Pernambuco, e em setembro de 2013, sem nenhuma medicação, minha menstruação atrasou... Precisamente em 03/10/2013, eu fiz o exame que mais fiz na vida, o beta HCG e o resultado foi de 2.933,30, o mais lindo resultado de todos!!! Eu sabia que estava grávida, mas precisava saber se não era mais uma gravidez ectópica e se estava tudo bem... Ainda não conhecia nenhum médico e não é comum na cidade de Recife os ginecologistas terem aparelho de ultrassonografia no consultório. E eu não precisava de um médico para dizer que estava grávida, isso eu já sabia, o que eu precisava era de um médico que realizasse o exame de ultrassonografia. Procurei através da Internet, liguei para vários consultórios, até que em um deles a atendente disse: tem um consultório aqui do lado, começou recentemente, parece que tem. E aí você lembra: Deus sabe o que faz! E coloca anjos para nos ajudar (já escrevi isso antes). Eu iria encontrar mais um anjo, o Dr. Glaucius Nascimento. Cheguei no seu consultório bastante preocupada por não o conhecer, mas falei rapidamente das perdas, ele fez a ultrassonografia e, de imediato, disse que a gravidez era muito recente, mas me tranquilizou, pois visualizou o saco gestacional dentro do útero e pediu para usar naquele mesmo dia enoxaparina por sua experiência em diagnósticos como o meu de perdas gestacionais. Indicou uma hematologista para fazer os exames específicos, mas enfatizou que eu não deixasse de usar a medicação. A partir daí, ele foi fundamental para a tranquilidade de uma gestação, muito esperada e muito tensa, por tudo que já havíamos passado. Depois dos exames solicitados por ele e avaliados por ele e pela hematologista Danielle Padilha, foi verificada necessidade da medicação que já havia começado. Finalmente consegui escutar os batimentos cardíacos do meu bebê. Bastante feliz e emocionado, ele me falou: "Um dia eu conto uma história bem interessante para você, mas não agora, *depois que você tiver o seu bebê, por favor me lembre". Ao longo da gestação, por insistência minha, ele permitiu que eu fizesse praticamente uma ultrassonografia semanal no acompanhamento pré-natal. Aquilo nos deixava tranquilos, felizes e certos de que daquela vez tudo daria certo, apesar do medo, foi uma gravidez tranquila, até então sem nenhuma intercorrência. Com 33 semanas de gestação, minha bolsa rompeu, fui mais uma vez do consultório para o hospital, mas daquela vez voltei com meu filho para casa, que nasceu na mesma data que o pai, em 19/04/2014. Só depois do parto, Dr. Glaucius nos contou a história que havia prometido revelar no começo do pré-natal. A sua esposa tinha o mesmo diagnóstico que o meu e ele enfrentou também a perda de um bebê com 35 semanas e, a partir daquela perda, resolveu realizar um monte de partos e ajudar as pessoas a terem os seus bebês.*

Não podemos deixar de mencionar toda a equipe do Dr. Glaucius, desde Fernanda, sua secretária, que sempre nos recebia com toda a simpatia e nos acolhia na recepção, os profissionais que nos ajudaram durante a gravidez, (nutricionista, psicóloga, hematologista) e no hospital antes do parto: a neonatologista Dra. Bruna Brasileiro que tentou nos tranquilizar e cuidou com tanto carinho do nosso bebê prematuro; o anestesista, Dr. Alexandre Dubeux, que também fez questão de nos conhecer antes da cirurgia e conversar sobre o procedimento anestésico que iria realizar. Todos eles fizeram a diferença para que nosso sonho passasse a ser realidade! Guilherme hoje tem três anos e meio, é saudável, bem esperto e nos dá alegria todos os dias! E nós, que não somos bobos, não podíamos deixar um anjo fora de nossas vidas. Dr. Glaucius e Amanda, sua esposa, são padrinhos do nosso filho, e sempre que possível estamos juntos. Em todos esses anos de tentativas, sempre tive o apoio e a presença do meu esposo nas ultrassonografias, nos procedimentos, medicações, que mesmo querendo tanto um filho quanto eu, nunca me cobrou, tudo ocorreu como nós quisemos e como decidimos juntos, o que considero muito importante. Há quem chame de milagre, eu digo que foi o momento certo! Termino minha história com uma frase para as mamães tentantes, mesmo com diversas perdas gestacionais, abortamentos, gravidezes ectópicas e falhas nos procedimentos em reprodução humana: "Acredite no que você deseja, faça tudo que estiver ao seu alcance e não desista, no momento certo, o seu milagre vai acontecer!!!".

Hoje, Guilherme é meu afilhado, tenho muito orgulho de ser padrinho dele e da amizade de Simone e Marcos, que deixou de ser sisudo. Simone alcançou o sonho da maternidade e Marcos, da paternidade. Uma história inesquecível que valeu a pena ser contada e principalmente vivida. A história de quem, como eu, muito perdeu, mas que soube acreditar quando muitos achavam que o sonho não poderia ser realizado. O sonho, milagre ou filho existe e o nome dele é Guilherme!!!

7. Cláudia e Róger: mais uma história de superação

Conheci Cláudia no seu quarto abortamento. Estava triste porque naquela gravidez já havia indicado a medicação anticoagulante que não foi administrada. Era um caso também difícil: Cláudia teve, além dos quatro abortamentos, uma gestação que vingou até os nove meses, mas a filha faleceu aos seis anos por um tumor cerebral. O seu esposo, Róger, trabalhou comigo no Hospital de Aeronáutica de Recife. Analisem a dor do casal: quatro perdas gestacionais e uma perda de uma filha tão amada na infância, por câncer e que sofreu bastante durante o tratamento.

Comecei a perceber que a gravidez de Amanda com a perda de Mateus serviu de exemplo para diagnosticar e tratar as trombofilias de forma adequada ou mesmo as outras causas de abortamentos e perdas gestacionais tardias.

No caso de Cláudia, até pela condição clínica, dos antecedentes de abortamentos, havia indicação de anticoagulação. Mas investiguei o motivo dos abortamentos de Cláudia e diagnostiquei a Síndrome Anticorpo-Antifosfolípide, também com indicação de anticoagulação. Mais um caso que foi acompanhado por hematologista e nutricionista. Também foi programada a utilização de enoxaparina na sexta gravidez de Cláudia, que graças a Deus transcorreu normalmente. Realizei todas as ultrassonografias obstétricas, fui o primeiro a escutar o "coraçãozinho" do bebê e a definir o sexo masculino deste. O parto também não teve nenhuma intercorrência e Cláudia conseguiu realizar o sonho de ser mãe novamente. Mais ainda, no período puerperal, com a finalidade de não emendar uma gestação na outra, enviei pelo esposo um anticoncepcional seguro na lactação. Só que Cláudia resolveu não usar a medicação. Resultado: engravidou novamente (sétima gravidez) e teve o seu terceiro filho, mais uma vez com o acompanhamento transdisciplinar e utilização da anticoagulação. Hoje, os filhos de Cláudia são dois meninos bastante unidos até por causa da pequena diferença de idade e percebo claramente o quanto estes dois anjos trouxeram alegria e tornaram o casal mais unido e feliz.

Leiam o depoimento de Cláudia:

No ano de 1997, eu e o meu esposo descobrimos que seríamos pais, mas na quinta semana de gestação eu tive um aborto espontâneo. Após três anos, outra gestação, que mais uma vez abortei. No ano de 2002, tive minha terceira gestação, essa foi até o final. Fui mãe de uma linda princesa, a Rayelle. Minha filha nasceu saudável, era esperta e muito inteligente, passamos momentos muito felizes, até que aos quatro anos e nove meses descobrimos que a Rayelle tinha um tumor no tronco cerebral, ficamos sem chão.

A nossa filha passou um ano e quase três meses internada, foram momentos muito difíceis, onde eu aprendi a me esvaziar e a me encher de fé, momentos esses nos quais o desespero, o medo e a angústia cercavam-me, mas eu acreditava no cuidado de Deus por nós. O Senhor nos cuidou e nos preparou para o dia mais triste das nossas vidas. No dia 09 de dezembro de 2008, ela fez seis aninhos, e no dia 20 de dezembro do mesmo ano, o Senhor guardou a nossa filha, ela cumpriu o propósito de Deus aqui na Terra. Depois que ela se foi, tentei engravidar, mas nada de conseguir. No ano de 2011, veio a minha quarta gestação, e com poucas semanas eu abortei mais uma vez.

No mesmo ano, em 2011, conheci o Dr. Glaucius, que descobriu que eu era portadora da Síndrome Anticorpo-Antifosfolípide, muito relacionada com os abortos de repetição. Eu iria precisar fazer uso da medicação enoxaparina na minha gestação seguinte. No ano de 2013, veio a minha quinta gestação, não deu tempo de tomar a medicação indicada, então veio o quarto aborto. No mesmo ano de 2013, para honra e glória do Senhor, engravidei pela sexta vez, fiz o uso da enoxaparina durante toda a gestação e então nasceu meu lindo filho, saudável, dono de muita saúde, o meu Róger Filho.

Depois do seu nascimento, o meu ginecologista deu-me umas caixas de anticoncepcionais, não cheguei nem a tomar e em pouco tempo descobri que estava grávida, minha sétima gestação! Com um bebê de cinco meses e grávida, não foi fácil. Mais uma vez tive de me submeter às "picadinhas" das injeções de enoxaparina. Nasceu mais um menino, o meu Reydson, também saudável e dono de muita saúde no ano de 2014. Hoje eu agradeço primeiramente a Deus, dono de toda a sabedoria e ciência, por ter me ajudado a prosseguir, por ter me estendido a mão quando eu achei que não conseguiria realizar o sonho de ser mãe de novo. Ele se fez e se faz presente na minha vida e na vida da minha família, pois me agraciou com dois príncipes. Hoje eu sou muito feliz, sinto-me realizada. Obrigada também ao Dr. Glaucius pelo *apoio e a ajuda que ele nos deu, eu louvo a Deus pela sua vida, que o Senhor continue sendo bênção na vida de outras pessoas.*

Não foi preciso após a sétima gestação prescrever anticoncepcionais ou inserir um DIU em Cláudia. Róger resolveu se submeter à vasectomia, e hoje Cláudia "se vira nos 30" para cuidar de Róger Filho e Reydson, duas crianças bastante ativas e animadas. Cláudia superou a morte da filha e os seus quatro abortamentos e se sente plenamente realizada com seu esposo e seus dois filhos.

8. Importância do gerenciamento do estresse e da alimentação: o caso de Ângela

Conhecia Pepeu por também trabalhar com ele no mesmo Hospital. Pepeu havia acabado de se separar de sua esposa e iniciou um relacionamento com Ângela. Só que ambos enfrentavam um período de estresse enorme por causa do relacionamento anterior do Pepeu. Ângela já era ansiosa e não possuía bons hábitos alimentares.

Ângela engravidou do Pepeu, fez um pré-natal repleto de ansiedade, além de uma alimentação inadequada. Eu não era o seu médico do pré-natal, nem realizei as ultrassonografias dela. Só soube que estava tudo bem até a 35ª semana de gestação. E, infelizmente, num exame de ultrassonografia, o colega informou ao casal que não estava escutando mais o "coraçãozinho" do bebê, que seu bebezinho havia falecido dentro de sua barriga, ou seja, nos termos obstétricos, tratava-se de um óbito fetal intrauterino. Ângela teve seu parto induzido e a dor, que não tem nome, da perda de um filho.

Ângela voltou para mim numa consulta e pedi os exames básicos para, em seguida, pedir os exames de trombofilia. Os exames de trombofilia foram negativos, ou seja, ela não era portadora de trombofilia, o óbito do bebê não foi causado por esta condição patológica. Constatamos que Ângela estava com todo quadro clínico de resistência insulínica, com níveis de glicose sanguínea bastante alterados, o que explicava o óbito do bebê por diabetes gestacional. Encaminhei Ângela para a nutricionista, Dra. Conceição, que orientou toda a mudança na alimentação de Ângela.

O casal resolveu engravidar novamente. Desta vez, com o período de estresse já ultrapassado e a alimentação mais adequada, Ângela teve uma gravidez praticamente sem necessidade do uso da insulina. Ângela perdeu dez kilos na gestação, iniciando com 72kg e terminando com 62kg. Foi acompanhada pela endocrinologista, Dra. Amanda Aleixo, que apenas prescreveu insulina em baixas doses no final da gestação. Ângela teve o Samuel, de nove meses, saudável, com 3,6kg, sem nenhuma intercorrência. O caso ressalta que devem ser pesquisadas outras condições além das trombofilias como causa de óbitos fetais e abortamentos. O gerenciamento do estresse e a alimentação funcional são condições importantes para uma gestação e parto saudáveis. E o acompanhamento com um bom nutricionista e endocrinologista fazem a diferença.

9. O Caso de Pauliana: A histerectomia que salvou a sua vida

Eu sou amigo do irmão de Pauliana e de sua cunhada. Quando engravidou, ela realizou a ultrassonografia comigo no meu consultório. Mais uma vez, fui eu quem escutou o coração do bebê pela primeira vez com o casal. Mas havia um detalhe: eu não atendia o plano de saúde que Pauliana tinha nem realizava o parto no hospital conveniado ao plano de saúde dela. Perdi o seguimento de Pauliana, mas respeitei sua decisão e o fato de não poder realizar o seu parto no hospital conveniado pelo seu plano de saúde pesou bastante.

Pauliana queria parto normal, humanizado. Realizou as consultas e os exames laboratoriais de rotina. Mas eis que, por volta de 35 semanas de gestação, entrou em trabalho de parto prematuro que evoluiu para uma cesariana de emergência por descolamento prematuro de placenta. A placenta desprendeu antes do nascimento do bebê, situação que coloca em risco a vida da mãe e do feto. Durante a cesariana, apresentou sangramento maior do que o esperado, mas que foi controlado no ato cirúrgico. O bebê, Isaac, nasceu bem, mas precisava de cuidados especiais por se tratar de um prematuro. Logo após o parto, voltou a apresentar hemorragia, tratada com medicação endovenosa para contrair o útero e também com comprimidos para a mesma finalidade. Foi submetida a diversos exames complementares, tomografia de abdome e ultrassonografias, recebendo alta sete dias após o parto. Porém retornou a um Hospital onde seu filho não tinha direito ao acompanhamento. Após dezessete dias do parto, retornou ao Hospital em que teve seu filho, para investigação de um problema nas vias biliares do bebê e também para o acompanhamento materno. Só que a equipe obstétrica estranhou o volume do útero de Pauliana em torno da cicatriz umbilical, com tanto tempo depois do parto era para ter regredido, e estar bem menor. Foi submetida à ultrassonografia, que evidenciou útero bastante aumentado de volume e com coleção no seu interior. A equipe obstétrica do hospital onde Pauliana teve o bebê decidiu pela realização de histerectomia, ou seja, o útero dela seria retirado e ela não poderia mais engravidar. Eles suspeitavam de uma infecção puerperal, denominada endometrite, uma infecção dentro da cavidade uterina, que justificava o aumento do volume abdominal. Foi quando Pauliana entrou em contato comigo e me pediu para que assumisse o caso, pelo menos que participasse da cirurgia. Era uma situação bem delicada, pois não fazia parte do corpo clínico daquele hospital, mas conhecia muitos profissionais de lá. Entrei em contato com a coordenadora da obstetrícia e com a chefe do plantão, que me autorizaram a participar do procedimento. Tratava-se de um quadro de infecção puerperal. Corri do Hospital onde estava, deixei de realizar um tratamento dentário postergado há tanto tempo, mas até minha dentista Dr. Lívia El Aouar fez o seguinte questionamento: "Você vai conseguir não ir?". Óbvio que a resposta foi "não" e eu parti para o hospital. Chegando lá, encontrei Pauliana muito bem, já no bloco cirúrgico prestes a ser operada. Conheci pessoalmente uma médica obstetra muito competente e humanizada, Dra. Adriana Maciel, que foi muito gentil permitindo que participasse da cirurgia e ajudando no procedimento cirúrgico. Éramos três ginecologistas para operar Pauliana, todos com mais de quinze anos de formado, eu, o menos experiente. Ao entrar na cavidade abdominal, observamos um útero pálido, amolecido, aumentado de volume com saída de grande quantidade de secreção de coloração marrom, purulenta, de odor muito desagradável. Pauliana estava bem clinicamente, não sei como, pois estava com um volumoso abscesso dentro do útero. Tinha indicação formal de histerectomia. Um grande questionamento no ato cirúrgico foi pela realização da retirada total do útero ou de parte dele, em termos médicos, se faríamos a histerectomia subtotal ou total. A cirurgia era bem difícil, pois não havia plano de clivagem, os pontos de sutura que muitas vezes eram dados soltavam com facilidade. Havia também muitas aderências do útero com alças intestinais e com a própria bexiga. A chance de se lesionar a bexiga ou o intestino de Pauliana era enorme. Estávamos ainda num Hospital sem UTI, Pauliana não poderia complicar mais senão teria de ser transferida para outro hospital e ficar longe de seu bebê, que também precisava dos cuidados dela. Alguns colegas que acompanharam a cirurgia insistiram na realização da histerectomia total, geralmente, mesmo pós-cesariana quando precisei, sempre realizei histerectomia total, mas neste caso de anatomia difícil não era a melhor conduta. Ao meu ver, aquilo era muito arriscado. Poderíamos ter um acidente cirúrgico e estragar todo o tratamento. Concordaram comigo o anestesista, a Dra. Adriana Maciel e até uma experiente cirurgiã pediátrica e amiga, Dra. Mariane Arnold, que se voluntariou e também estava ajudando na cirurgia. Conversei com a equipe que em conjunto decidiu pela histerectomia subtotal ou seja, da retirada da maior parte do útero, do corpo uterino, restando o colo do útero. A ideia era tirar o principal foco de infecção e depois Pauliana seria tratada com antibióticos de largo espectro. Acionamos um cirurgião de sobreaviso que estava a caminho. Conseguimos tirar o corpo uterino de Pauliana sem nenhum acidente. O cirurgião, Dr. Pedro Gonzaga, avaliou minuciosamente e concordou com nossa proposta terapêutica. Imediatamente após a cirurgia, realizei uma ultrassonografia transvaginal para avaliação do colo de Pauliana e pesquisa algum foco de infecção, mas não encontrei nada de anormal. Pauliana permaneceu estável o tempo todo após a cirurgia, foi submetida a antibioticoterapia com melhora progressiva do seu quadro clínico. Um detalhe interessante no caso relatado ocorreu no meu consultório, três dias após a última cirurgia de Pauliana. Gil, uma cliente minha, entrou no meu consultório e, após terminar a consulta, entregou-me um terço que ganhou do Vaticano e me falou:

– Dr. Glaucius, eu ganhei este terço do Vaticano, não queria lhe dar não, mas sonhei que tinha que lhe entregar este terço, não sei o porquê!

Eu não tive dúvidas, sabia que aquele terço era pra Pauliana. Entreguei o terço por meio de seu irmão quando eu estava numa missa, perto de onde ele morava. A família me agradeceu, informando-me que orou todos os dias com o terço na mão pela recuperação de Pauliana. Eles não são católicos, são evangélicos, mas ficaram muito felizes com a lembrança espiritual, pois, na verdade, somos todos cristãos. No final desta história de Pauliana, escrevi a história do terço que recebi, escrevi pela Gil.

Pauliana foi muito bem acompanhada diariamente pelo Dr. Pedro Gonzaga e pela Dra. Adriana Maciel e recebeu alta definitiva após quinze dias da cirurgia. Como não fazia parte do corpo clínico do hospital, fiquei acompanhando externamente, mas sempre conversava com Pauliana pelo celular e pelo whatsApp. Retornou ao meu consultório no começo de agosto, num sábado chuvoso. Após realizar a ultrassonografia transvaginal e abdominal, conclui que estava tudo bem, não havia mais nenhum abscesso, nenhuma coleção. E lhe disse com muito orgulho: "Parabéns Pauliana, agradeça a Deus, você está curada!!!".

Segue o depoimento de Pauliana:

No dia 03 de maio, fui na farmácia comprar um termômetro, pois meu bebê havia tomado vacina. Na fila do caixa encontro uma mulher que não conhecia, ela perguntou o que tinha acontecido comigo, pois havia marcas nos meus braços devido aos acessos de antibióticos e outros medicamentos que havia tomado no período do internamento quando tive o meu bebê. Ela foi usada por Deus e falou que naquele dia estaria recebendo a minha cura que, aonde eu fosse, abrisse a boca para pronunciar o que Deus iria fazer, que ele estaria no controle de tudo e que eu aquietasse meu coração. Neste mesmo dia, à noite, comecei a ter outra hemorragia em casa, logo fui para um hospital, fiquei lá até o dia 06, pois meu bebê (Isaac) precisava ser acompanhado (naquele hospital ele não tinha direito), então, por amor ao meu filho, voltei para o hospital onde ele havia nascido, para realização de alguns exames. Então chegou o dia que tive de fazer a histerectomia. De início o medo tomou conta de mim, mas o

Espírito Santo me fez lembrar da mulher da farmácia que havia entregue o recado. Deus estaria no controle de tudo! As horas se aproximavam e fui levada ao bloco cirúrgico para a preparação, quando olho na minha direção vejo meu médico que foi enviado por Deus e, com ele, vejo anjos ao seu redor. Nossa, aquilo foi um bálsamo no meu coração. Não tinha dúvidas de que o Senhor se fazia presente naquela cirurgia e que grande coisa aconteceria. Tinha certeza de que as mãos do Dr. Glaucius seriam instrumentos de Deus. Então chegou uma enfermeira perto de mim chamada Roberta, ela iria ficar comigo todo momento, fizemos uma oração, eu e ela. E ali já começou todo procedimento. Lógico, como toda cirurgia de grande porte, colocaram-me para dormir (não sabia) e, ao acordar, pensando que iria começar a cirurgia, soube que já havia terminado. Foi quando o médico realizou a ultrassonografia endovaginal, ali mesmo na sala de cirurgia. Ainda atordoada, lembro apenas de "flashes", fui para a unidade semi-intensiva, onde passaria 72 horas em observação, lá escutava choros de bebês nascendo, pois isolaram um bloco cirúrgico para ser a semi-intensiva. O choro de cada bebê ao nascimento só me fazia lembrar do meu pequeno, eu tinha que reagir, ele precisava de mim. E foi assim que a cada hora eu apresentava melhora. Dias passaram, e no dia das mães fui presenteada com um terço, uma história linda, não tive dúvidas de que Deus estaria presente nessa história, esse terço me deu força, sentia a presença do Espírito Santo, todos que me visitavam sentiam. Meu filho Isaac me dava forças, não imaginava ser tão forte, não imaginava que um laço de uma mãe com um filho seria tão forte ao ponto de trazer minha cura. E aqui termino agradecendo primeiramente a Deus, pelo dom da vida, pela cura, pela graça derramada na minha vida. Agradeço ao meu filho Isaac, que, tão pequeno, não sabe quanta força me deu. Que amor é esse que me constrange, um amor sem limites, sem fim? Agradeço ao meu médico amigo, que se deixou ser instrumento vivo de Deus, como Deus usou esse homem, todo tempo. E aos meus familiares que estiveram todo momento comigo. A Deus, seja toda honra e toda glória.

Tecnicamente, a cirurgia de Pauliana não foi bonita. Confesso que fiquei muito preocupado até sobre uma necessidade de uma nova abordagem cirúrgica abdominal. Removemos o principal foco de infecção, utilizamos antibióticos de largo espectro e a recuperação de Pauliana foi surpreendente, acima da média, sem explicação tradicional. Mais uma vez, reforço a importância do trabalho em equipe, principalmente nos momentos mais críticos. A participação do Dr. Pedro Gonzaga e da Dra. Adriana Maciel foi fundamental para o desfecho positivo do caso. Se a cirurgia não foi anatomicamente tão bonita, até porque o caso por si só já era muito difícil, o cuidado e a dedicação fizeram com que a cirurgia e a recuperação de Pauliana fossem surpreendentes.

Fiquei muito feliz em sua última consulta quando eu mesmo realizei a ultrassonografia de Pauliana e lhe disse: "Parabéns Pauliana, você está curada!!!".

A HISTÓRIA DO TERÇO ENTREGUE À PAULIANA

Numa consulta de rotina, no dia 24 de outubro de 2017, atendi a Gil, que me escreveu o seguinte texto:

Em setembro de 2016, em uma viagem a Roma, minha cunhada me presentou com um terço belíssimo. Em 21 de dezembro de

2016, foi o primeiro contato que tive com o Dr. Glaucius, e eu já estava com o terço. Em 2017, não me recordo o dia exato, eu tive um sonho e nele estava o Dr. Glaucius, de jaleco, em pé, recebendo de mim aquele terço, o qual nunca me pertenceu. Quando o recebi da minha cunhada, a sensação foi de que eu seria a guardiã e não a dona. Achei que era apenas um sonho sem fundamento, pois mal o conhecia. O tempo passou e, vez por outra, eu lembrava daquele sonho. Em maio de 2017, as lembranças dos sonhos foram constantes e tinha em meu coração que iria lhe entregar o terço, assim como fiz no sonho. Minha próxima consulta seria no dia 12 de maio de 2017. Nesse dia, acordei e disse para mim mesma que eu não iria mais entregar o terço. Fiz o meu café e liguei a TV. E Deus, com sua perfeição, me confirmou que eu, iria, sim entregar o terço, pois não era a minha vontade, era a vontade d'Ele. Na TV, estava passando uma reportagem sobre os cem anos da aparição de Nossa Senhora de Fátima que seria comemorado no dia 13 de maio (dia seguinte). Obediente a Deus, entendi a mensagem e entreguei o terço na tarde daquele mesmo dia. A forma como esse terço chegou nas mãos do real dono foi bem especial, creio nisso.

Quando decidi escrever este texto, tive mais uma vez a certeza de que Deus usa quem Ele quer. Em um simples ato meu, Ele se revelou a ti, para confirmar que és o seu filho amado e por onde fores, Ele andará ao teu lado.

Não sei se conheces essa música, mas ela está queimando aqui no meu peito:

"Minha fé não está firmada
Nas coisas que podes fazer
Eu aprendi a te adorar pelo que és
Dele vêm o sim e o amém

Somente dele e mais ninguém
A Deus seja o louvor
Se Deus fizer, Ele é Deus
Se não fizer, Ele é Deus
Se a porta abrir, Ele é Deus
Mas se fechar, continua sendo Deus
Se a doença vier, Ele é Deus
Se curado eu for, Ele é Deus
Se tudo der certo, Ele é Deus
Mas se não der, continua sendo Deus
Não o adoro pelo que Ele faz
Eu o adoro pelo que Ele é
Haja o que houver, sempre será Deus
Deus é Deus
Deus é Deus"

Às vezes, acho que minhas consultas são as desculpas que Deus encontra para confirmar ao senhor que Ele sempre está contigo. Às vezes, acho estranho e me pergunto: Por que eu? Por que não alguém que esteja mais próximo a ele? Enfim, Deus usa quem Ele quer, sejamos obedientes.

Que o senhor continue crendo e sendo fiel às vontades de Deus e que Maria Santíssima passe na frente de teus caminhos, de tuas decisões e o senhor possa sentir com tamanha intensidade o amor de Deus.

Quando Gil compareceu ao meu consultório, lembrei que havia recebido como um verdadeiro presente do dia do médico. Em 18 de outubro de 2017, dia de São Lucas, recebi a mensagem de áudio do Padre Airton, confirmando o aceite do meu convite para escrever o prefácio deste livro, intermediado pelo amigo e irmão em Cristo, Paulo Autran e pela querida Graça Barros. No áudio, Padre Airton pede pela saúde de "Paulinho" e exorta com a frase: "Deus é Deus e sua misericórdia jamais faltará!". Gil escutou o áudio e impressionada me reforçou que o Padre Airton falou "Deus é Deus", a mesma frase e tema da música que ela acabara de entregar na carta. Eu nem tinha notado a coincidência, mas depois percebi que realmente não era um acaso tudo o que estava acontecendo, era a vontade de Deus mesmo.

Quando pensei em alguém para escrever o prefácio do livro, não tive dúvidas de que o Padre Airton Freire era uma das pessoas mais importantes, assim como o Dr. Roque Savioli, que me estimulou a escrever este livro. O Padre Airton Freire criou a Fundação Terra, uma entidade da sociedade civil, sem fins lucrativos, numa Comunidade, denominada Rua do Lixo, de pessoas muito pobres, na periferia de Arcoverde, cidade que fica na região semiárida do Agreste do Estado de Pernambuco, no Brasil. Toda a Obra da Terra (Fundação Terra, Instituto dos Servos de Deus, Institutos Padre Airton) existe para servir aos mais pobres dentre os pobres. Segue um texto publicado no site da Fundação Terra (www.fundacaoterra.org.br), pelo Padre Airton Freire sobre a importância de servimos aos que precisam:

> *Na Terra estamos para servir, este é o nosso lema. Revelar o Pai, como Cristo nos revelou, segundo as necessidades do tempo, este é o nosso carisma. Seguir a Cristo, pobre, servo e humilde é nossa mística. Somos todos nós servos da misericórdia e irmãos da santa esperança. De cada um, segundo suas possibilidades; para cada um, segundo suas necessidades. Em tudo buscamos, pelo Anúncio, Diálogo, Testemunho e Serviço, que o Senhor seja mais conhecido e mais amado.*

Caso queira contribuir com este belíssimo projeto que o Padre Airton Freire e sua comunidade executa, acesse o site www.fundacaoterra.org.br/doacoes.php.

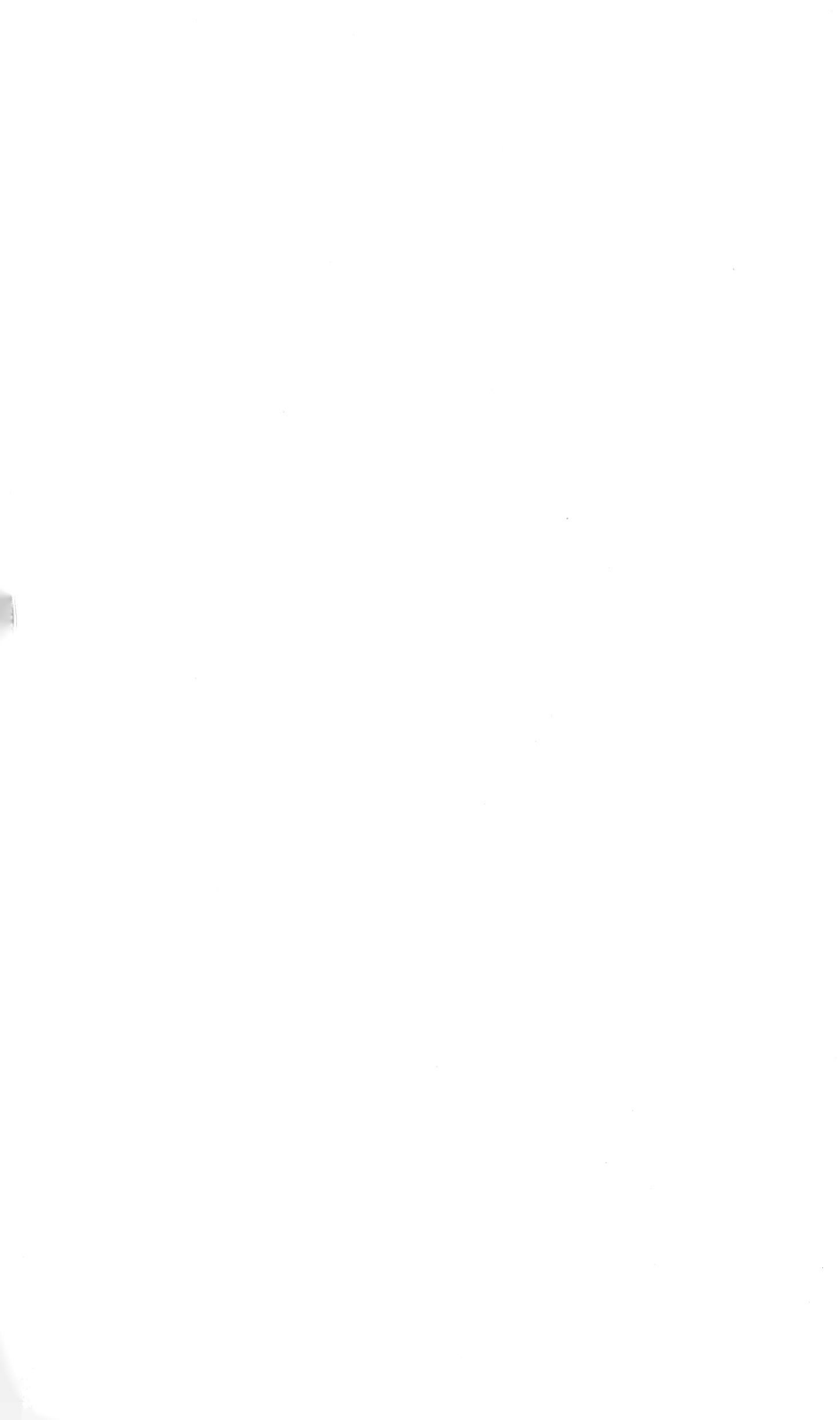

10. A SEGUNDA GRAVIDEZ DE ROBERTA

Após o primeiro parto (prematuro extremo por pré-eclâmpsia grave e restrição do crescimento fetal), Roberta descobriu que estava com câncer de tireoide. Foi submetida a tratamento cirúrgico, com retirada de toda a sua tireoide e terapia com iodo.

Quando comecei o consultório, Roberta era acompanhada por mim no que chamo de atenção integral à saúde da mulher. Inicialmente diagnosticamos o motivo da pré-eclâmpsia grave precoce: Roberta possuía a Síndrome Anticorpo-Antifosfolípide e o Polimorfismo MTHFR. Fez uso de uma suplementação nutracêutica personalizada, sendo acompanhada por mim, por uma hematologista (mais uma vez, Dra. Danielle Padilha) por uma reumatologista (Dra. Juliana Trindade), já que Roberta também era portadora de Lúpus Eritematoso Sistêmico, e por um grande amigo, o Dr. Georges Almeida, nutrólogo com especialização em Endocrinologia e Prática Ortomolecular.

Antes de engravidar, Roberta foi orientada a melhorar os seus hábitos de vida. Emagreceu bastante, parecia inclusive estar mais jovem do que na época do parto de Pedro. Seu ginecologista antigo orientou que Roberta nunca engravidasse por se tratar de uma gravidez de alto risco. Quando Roberta veio para mim com o desejo de engravidar, quem seria eu para proibir uma gestação? Apenas orientei que tomasse muito cuidado. E foi o que aconteceu. Roberta, por ter melhorado sua saúde, principalmente com relação aos hábitos alimentares e à prática de atividade física, melhorou sua fertilidade e engravidou rápido.

Tinha uma grande equipe médica que acompanhava o pré-natal. Roberta era muito disciplinada, mas muito ansiosa. Ficava com medo de acontecer o que aconteceu com Pedro, um parto prematuro extremo.

A gestação transcorreu normalmente, apenas pelo fato de Sarah, filha de Roberta, apresentar-se com um peso um pouco abaixo do esperado. Mas totalmente compreensível pela condição clínica de Roberta.

Com 37 semanas de gestação, Roberta apresentou aumento dos níveis pressóricos e, diante de todo seu antecedente, decidimos pelo parto nesta idade gestacional. Sarah nasceu muito bem e Roberta conseguiu vencer o desafio de engravidar e ter mais um bebê, só que desta vez sem necessidade de UTI, com peso quase três vezes maior do que o de Pedro, com nove meses de gestação, apesar de ser uma gestação de alto risco.

Roberta e Armindo confiavam muito em mim. E eu confiava na minha equipe. Foi um parto emocionante, um segundo presente que ganhei em janeiro de 2017 após o parto de Michelle e o nascimento de Maysa. Realizei os dois partos da esposa do meu melhor amigo, duas gestações de alto risco. Sou importante na vida dele como ele sempre foi na minha vida. Minha esposa é muito amiga de Roberta desde o parto de Pedrinho, temos uma ligação especial. Uma amizade presente na alegria, na tristeza, nos momentos fáceis e nos difíceis também. Uma amizade verdadeira que independe de coisas como espaço e tempo, como estava escrito num cartão que recebi de Armindo quando tinha quinze anos. E mais uma vez, de uma forma bem mais planejada, Roberta escreve sobre sua gestação e parto:

Com o passar dos anos, Armindo e eu resolvemos ter outro filho. Mas além do passado de parto prematuro, pré-eclâmpsia grave, lúpus e hipotireoidismo na gravidez de Pedro, em 2011 descobri que era portadora de câncer de tireoide e me submeti à cirurgia com retirada de toda a glândula, o que agravou o meu hipotireoidismo, porque além de minha tireoide antigamente nem funcionar direito, agora eu sequer a tinha e necessitei aumentar bastante a dosagem do hormônio tireoideano que tomava. Procuramos inicialmente o obstetra antigo, próximo de onde moramos, e ele me aconselhou a realizar a ligadura de trompas ao invés de planejar uma nova gestação e, mais uma vez, não me conformei com o que ele me falou. Então procurei conversar com Glaucius. Na época morávamos em Olinda e o consultório dele era na cidade de Jaboatão dos Guararapes, ou seja, a gente saía de Olinda, passava por Recife para depois chegar em Jaboatão dos Guararapes. Mas valeu a pena a quase 1h30 de cada ida ao seu consultório. Naquela conversa, ele me deu uma esperança e de imediato, Armindo apoiou minha decisão com muito carinho. Ao retornar ao consultório de Glaucius, ele me passou e avaliou vários exames e, em seguida, encaminhou-me para uma hematologista. Ele descobriu que eu era portadora de um tipo de trombofilia, e a hematologista decidiu prescrever uma medicação para impedir a formação de coágulos, o que reduziria o risco de abortamento e até mesmo de pré-eclâmpsia grave quando eu engravidasse.

Desta vez, eu me preparei muito bem, melhorei os meus hábitos alimentares, estava realizando atividade física, bem menos estressada e ansiosa. Fui acompanhada pela reumatologista, Dra. Juliana Trindade, que controlou o meu lúpus e me acompanhou também na gestação. Também realizei o acompanhamento com endocrinologista que prescreveu e ajustou os hormônios tireoidiano.

Engravidei e, desta vez, segui todas as recomendações médicas, controlando o meu ganho de peso, tomando as medicações e a injeção anticoagulante prescritas diariamente. Quando completei o nono mês de gestação, fui para consulta de pré-natal de rotina e, quando Dr. Glaucius aferiu minha pressão, percebeu que estava alta. Devido ao meu histórico de diversas patologias, indicou uma cesariana de urgência. Com três dias recebi alta com minha filha Sarah Sofia. Realmente foi um pré-natal, parto e pós-parto bem diferente, já que fiquei bem menos tempo internada, consegui chegar aos nove meses e Sarah não precisou de UTI neonatal. A segunda gestação era para ser mais arriscada do que a primeira por causa da idade e até mesmo porque eu sequer tinha a tireoide. Mas graças ao acompanhamento com diversos especialistas antes de engravidar e durante a gravidez, juntamente com a melhoria dos meus hábitos de vida e a graça de Deus acima de tudo, superei as dificuldades da gestação anterior e tive Sarah Sofia, a mais nova alegria de nossa casa.

11. Gravidez Gemelar: o nascimento das unigêmeas Isabela e Manuela

Caroline (Carol) era amiga de Amanda. Uma fisioterapeuta que até me acompanhou num estúdio de Pilates, quando fraturei meu tornozelo direito.

Carol foi encaminhada pelo Dr. Eugênio Pitta, um grande amigo e baluarte da medicina fetal aqui em Pernambuco. Ele realizou a primeira ultrassonografia e já caracterizou a gestação gemelar como do tipo monoamniótica, ou seja, havia apenas uma bolsa para os dois embriões.

Na minha cabeça, na primeira consulta de pré-natal, já fiquei preocupado por se tratar de gestação gemelar monoamniótica. Em geral, os pais ficam muito felizes com a gravidez gemelar e o obstetra, preocupado com os riscos, principalmente se for gestação gemelar monoamniótica.

Lembro perfeitamente há cerca de pouco mais de dez anos (2006) que participei de um parto de uma gestação gemelar monoamniótica no Hospital das Clínicas de Pernambuco (HC-PE). Naquela época e ainda hoje no serviço público, as ultrassonografias não são realizadas de forma adequada, nem em qualidade nem em quantidade. É comum chegarem até hoje na região metropolitana do Recife gestantes que não realizaram pré-natal ou mesmo alguma ultrassonografia. E, em alguns casos que realizam, não se tem a qualidade necessária para uma gestação gemelar por exemplo. Com muito orgulho, fui residente do Professor Sálvio Freire, e o HC-PE estava participando de um estudo multicêntrico em que as gestantes gemelares eram randomizadas para saber qual via de parto seria indicada pelo estudo: se normal ou cesariana. Estava de plantão com o residente do 3º ano em Medicina Fetal do HC-PE e meu amigo pessoal, Dr. Eduardo Schuller, quando ligamos para o professor que contatou o grupo de pesquisa e caiu na randomização (sorteio) para o parto normal. A paciente evoluiu para o trabalho de parto e colocamos na sala de parto normal. O parto do primeiro gemelar ocorreu tranquilamente, mas o segundo gemelar não, pois, naquele momento, dava o diagnóstico de gestação monoamniótica com entrelaçamento de cordão. Pois é, o cordão umbilical do primeiro gemelar estava entrelaçado com o cordão umbilical do segundo gemelar. Ainda me lembro do Dr. Eduardo Schuller me dizendo:

– Glaucius, não está mais nem tendo pulso aqui no cordão umbilical do segundo gemelar!

As situações de emergências e complicadas sempre me perseguiram, eu estava presente quando elas ocorriam. Indiquei uma cesariana de emergência na sala de parto normal e fizemos o parto do segundo gemelar, graças a Deus, vivo após o cuidado da equipe de neonatologia. Foi um sufoco. Desde aquele dia, brinquei com o Dr. Eduardo Schuller, dizendo-lhe:

– Eu não quero mais participar desta pesquisa, eu não randomizo mais: para mim parto de gravidez gemelar é cesariana e ponto final.

Estava bem estressado lembrando de um parto numa gravidez monoamniótica que marcou minha carreira e chegava Carol, fisioterapeuta, cheia de dúvidas, e eu morrendo de preocupação desde a primeira consulta com um possível entrelaçamento de cordão no futuro. Carol também era portadora do polimorfismo genético MTHFR. Prescrevi uma suplementação vitamínica que considero mais adequada para o caso, mas não indiquei anticoagulação por se tratar da primeira gestação. Carol não possuía nenhum outro fator de risco e realmente não havia indicação do uso da enoxaparina.

Carol, no entanto, sempre insistia pelo uso da medicação. E eu dizia para decidir com o hematologista. Como já escrevi, eu só prescrevo enoxaparina quando tenho certeza do benefício, mas mesmo assim encaminho para o hematologista para que esta decisão seja unânime. Carol sabia do caso de Amanda e tinha medo que acontecesse algo com ela. Algumas vezes, fui até grosseiro com Carol, chegando a informar algo do tipo: "Se você quer fazer uso, faça!". Teve até uma vez que eu conversei com minha esposa e falei brincando que achava que Carol ou desistia de se consultar comigo ou ia seguir bem direitinho minhas recomendações.

Havia um detalhe importante no caso dela: seu esposo, Saulo, trabalhava como representante de uma indústria farmacêutica que fabrica a enoxaparina, assim, conseguir as injeções não seria problema para ele. Carol optou por fazer uso da medicação, mesmo não sendo unanimidade entre mim e a hematologista que a acompanhava.

Carol foi vibrando a cada consulta e eu com medo de entrelaçamento, sempre sério, chato e preocupado. Aí, resolvi revisar na literatura sobre acompanhamento de gravidez gemelar e li um trabalho muito recente, publicado no ano de 2016, exatamente o ano em que estava acompanhando a gravidez de Carol. Tratava-se de uma nova conduta sobre acompanhamento de gravidez gemelar publicado pela Sociedade Internacional de Ultrassonografia em Ginecologia e Obstetrícia (ISUOG). Segundo este trabalho, gravidez gemelar monoamniótica deve ser interrompida com 32 semanas por cesariana pelo risco de entrelaçamento. Conversei com os meus amigos obstetras mais estudiosos e práticos: Dr. Luís Lippo, Dra. Cleone Novais e Dr. Elias. Os dois primeiros concordaram com a conduta, mas Dr. Elias me fez acreditar que valia a pena fazer diferente, que esperar poderia ser melhor para os bebês. Com a cabeça cheia de "neurônios entrelaçados" próximo das 32 semanas, expliquei a Carol que havia lido um trabalho científico relevante sobre o caso dela, mas que ela não se preocupasse que eu faria o melhor possível. Eu ficava "arrodeando" para tentar dizer a ela de forma que não se preocupasse. Pensei até que, quando chegasse a 32ª semana de gestação, eu já teria agendado o parto e talvez dissesse para Carol na própria consulta de pré-natal que o parto seria no mesmo dia. Eu estava sempre muito preocupado e tentando não demonstrar, enquanto Carol, insegura no começo, estava muito tranquila, principalmente depois de optar pela administração da medicação anticoagulante.

No dia 2 de agosto de 2016, quando Carol já estava com 30 semanas de gestação, conversamos pelo whatsapp:

Estou tranquilo em relação ao seu caso, principalmente a você... O que preciso mesmo é da sua ligação com as duas. Perceber a movimentação de cada uma, se mexe mais ou menos, se dói mais ou menos, se mudou a posição... Precisa estar muito "zen", como você está. Este seu cuidado e tranquilidade farão a diferença... Com certeza as bebês se recuperarão no seu útero sadio. Quero que fique quieta na sua, evite estresse, pessoas negativas, isole-se, considere, a partir da 32ª semanas, que só existem você, seu esposo e suas bebês... Cada dia dentro de sua barriga é como se fosse na UTI, com a diferença de que aí dentro a incubadora é melhor. Qualquer sinal de alerta (dor, sangramento, perda de líquido, diminuição na movimentação, medo, estresse, o que for), você me avisa e, logicamente, a tendência é interromper. Precisamos de muita sabedoria do ponto de vista científico, mas principalmente estar em sintonia com Deus, para tomar a melhor decisão.

E Carol respondeu:

Está certo, Amém! Acredito nisso, irei seguir tudo! Vejo o cuidado e o zelo de Deus nessa situação. E vamos em frente.

Com 32 semanas de gestação, havia proposto para Carol se comunicar comigo todos os dias para dizer que não estava sentindo nada. Eu planejei que, se ela sentisse algo de anormal, iria para a maternidade e ficaria internada para melhor vigilância, pois, se fosse necessária alguma intervenção, ela já estaria num local adequado. Orientei que realizasse o mobilograma, que nada mais é do que perceber e contabilizar a movimentação fetal (no caso de Carol, a movimentação das gêmeas) durante uma hora após o café da manhã, almoço e jantar. Como Carol era fisioterapeuta, orientei a realização de práticas de relaxamento, ioga, técnicas de respiração profunda. No dia 16 de agosto de 2016, escrevi para Carol depois dela me informar diariamente sobre a movimentação das bebês e suas queixas clínicas ausentes:

Poucas gestantes monoamnióticas no mundo têm esta sintonia com o seu obstetra... Tenha certeza disso. Estamos nos dedicando ao máximo... Era para ter nascido hoje... Ganhamos um dia dentro da barriga (uma semana a menos na UTI). Vamos juntos todos... Para frente... em busca do ouro olímpico da gravidez gemelar monoamniótica. Assim, posso dormir tranquilo. Parabéns!!!"

E Carol respondeu:

É verdade, sou muito grata a Deus pela sua dedicação e por enxergar cada paciente com particularidade, enxergo o cuidado d'Ele em ter me direcionado para você. Refleti sobre isso hoje. A cada dia que se passa a partir de hoje estamos ganhando por elas, é uma vitória. Crendo e já vendo esse ouro!

No dia 20 de agosto de 2016, era a tão sonhada conquista do ouro olímpico inédito do futebol masculino. Um título sofrido, obtido nos pênaltis. Na noite deste dia, ainda me comuniquei com Carol e pedi para ela não assistir aos pênaltis. No dia seguinte, acordei às 6h40 assustado, porque tinha visualizado ligações não atendidas de Carol, e também com algumas mensagens de whatsapp dela. A primeira coisa que veio na minha cabeça foi que ela já tinha ido para urgência e as unigêmeas já tinham nascido. Acordei minha esposa, pedi pra Amanda olhar se tinha ligação no celular dela e liguei desesperado pra Carol fazendo logo a pergunta se as unigêmeas haviam nascido. Ela respondeu que não. Ela foi ao hospital esperança e ficou em observação porque já estava com 3cm de dilatação, e que a médica plantonista iria medicá-la para inibir as contrações, além de oferecer analgésicos. Eu me arrumei rapidamente e fui ao hospital maternidade onde Carol se encontrava. Chegando na maternidade, ao examinar Carol, percebi que a barriga dela estava endurecida, com um tônus uterino maior do que o normal. Nada demais, porém aquilo me chamou a atenção e eu indiquei a cesariana. Só que Carol havia usado a medicação anticoagulante na noite anterior e só seria possível operá-la com doze horas de intervalo pelo menos. Porque senão teríamos de realizar anestesia geral e ela sequer veria o nascimento das unigêmeas. Optei por esperar e fizemos o parto cesariano. Contatei uma das neonatologistas de minha equipe, a Dra. Emanuela Sena, competentíssima, para liderar a assistência neonatal das unigêmeas. Para minha sorte e das gêmeas Isabela e Manuela, não havia nenhum entrelaçamento de cordão, mas sabe aquele tônus uterino que eu estava desconfiado? Pois é, Carol estava começando a desencadear um descolamento prematuro da placenta. Até hoje me lembro da placenta, até fotografei, mostrei ao esposo e à equipe médica, que já havia uma área de descolamento placentário.

As gêmeas nasceram com 32 semanas e 6 dias, necessitaram de oxigênio por apenas duas horas, ficaram internadas na UTI neonatal para ganho de peso por doze dias e depois mais cinco dias no apartamento.

Carol voltou para a consulta puerperal e eu me desculpei dizendo que ela estava completamente certa quando optou pela anticoagulação, afinal acredito que aquele descolamento de placenta que ocorreu próximo do parto poderia ter ocorrido antes caso não fizesse uso da medicação anticoagulante. Mas claro que naquela época, no começo da gestação, jamais poderia adivinhar que o descolamento aconteceria.

O pai Saulo criou um perfil no Instagram chamado @paideunigemeas com mais de 6.000 seguidores, sendo um exemplo de um pai que realmente vale por dois. Eu sou um dos seus seguidores, acompanho o crescimento das unigêmeas, um "milagre" duplo que também marcou minha carreira Obstétrica.

12. A História de Fernanda e César

Logo quando iniciei minhas atividades no consultório, em 2013, selecionei Fernanda para ser minha secretária. Fernanda era esposa de um militar da aeronáutica que também sabia tudo de informática. Como eu queria que o consultório fosse bem informatizado, não tive dúvidas de que seria uma excelente escolha. Ela não tinha experiência em trabalhar em consultório médico, mas aprendemos juntos ao longo do tempo. Todas as clientes e colaboradores elogiavam Fernanda, ela cresceu bastante profissionalmente. Tinha a minha confiança e conseguiu também uma amizade com minha esposa, que me ajudava a administrar o consultório.

Fernanda, no entanto, era muito emotiva, muito ansiosa. De vez em quando, ela sentia dores de cabeça e quando eu aferia a pressão arterial estava alta, geralmente 140 x 90 mmHg. Foi para o cardiologista, realizou o mapeamento da pressão arterial e foi concluído que o aumento da pressão arterial estava relacionado com sua ansiedade. Fernanda e César eram do interior de Minas Gerais, estavam afastados de suas famílias. Confesso que, pelo fato de realmente acompanhar muitas gravidezes de alto risco, Fernanda se impressionava com os casos difíceis que acompanhávamos.

Aquilo muitas vezes lhe deixava bastante ansiosa. Fernanda tinha uma irmã que sofrera dois abortamentos e na gravidez que evoluiu para o parto de sua sobrinha, quinze dias após seu nascimento, foi internada novamente para tratamento de embolia pulmonar. Como já era acostumada com as investigações sobre trombofilias que realizo no consultório, também diagnostiquei em Fernanda um tipo de trombofilia considerado relativamente leve, cuja medicina tradicional não recomenda anticoagulação, o polimorfismo MTHFR.

Fernanda já tinha uma filha, a Júlia, mas depois de dois anos de consultório comigo resolveu engravidar. Ela nunca me disse nem que queria engravidar, muito menos que estava grávida, achando que eu poderia ficar chateado pelo fato de ela ter de se afastar do trabalho e eu necessitar contratar outra secretária. Ledo engano de Fernanda, seria exatamente o contrário: ficaria feliz e poderia até acompanhar a gravidez dela do jeito que gosto, realizando todas as ultrassonografias, consultas de pré-natal e o parto. Quando se contrata uma mulher em idade reprodutiva, qualquer pessoa sabe que ela pode engravidar e se afastar do trabalho. Estávamos em setembro de 2015, Fernanda no início da gravidez decidiu, além de não me contar que estava grávida, realizar uma ultrassonografia transvaginal em outro local com um colega não confiável que deu o diagnóstico de abortamento retido intrauterino. Fernanda talvez achasse até que iria expulsar este abortamento e não necessitaria de nenhuma intervenção cirúrgica. Ela era muito tímida, não queria realizar o exame de ultrassonografia transvaginal comigo, só que ela apresentava muitas dores abdominais, estava passando mal durante uma tarde de atendimento no meu consultório. Eu não sabia destas dores pois estava atendendo na parte interna do consultório e ela não me sinalizou absolutamente nada. Terminado o atendimento, Fernanda me pediu para dar uma olhada na barriga dela, pois estava sentindo muitas dores. Quando realizei a ultrassonografia via abdominal, já detectei que havia uma quantidade enorme de líquido via abdominal e pedi para complementar o exame pela via transvaginal. Não se tratava de um abortamento intrauterino, na verdade estávamos diante de uma gestação ectópica rota, com risco de morte inclusive. O líquido na barriga de Fernanda era uma grande quantidade de sangue. Ela, mesmo com aquele quadro clínico, com dores abdominais, não me falou nada e ainda terminou o atendimento daquela tarde. Encaminhamos rapidamente Fernanda para o Hospital de Aeronáutica de Recife, praticamente vizinho ao meu consultório, e precisávamos de anestesista urgente para poder operá-la. Foi quando contei com a ajuda de meu amigo-irmão anestesista, o Dr. Alexandre Dubeux, que se disponibilizou a ir ao Hospital de Aeronáutica após a autorização do diretor e realizei a cirurgia de Fernanda com a ajuda de uma outra amiga, que trabalhava comigo naquele hospital, Dra. Cinthya de Jesus, a mesma do abraço apertado quando perdi meu filho Mateus. Fui obrigado a retirar a trompa direita de Fernanda, o que diminuía a sua fertilidade. Estava com receio de que houvesse alguma complicação pós-operatória, porque sabia que Fernanda tinha trombofilia e, nestes casos, era preciso ficar bastante atento a possíveis intercorrências que, graças a Deus, não ocorreram. Não houve nem necessidade de transfusão sanguínea, e Fernanda recebeu alta com dois dias após a cirurgia ficando afastada trinta dias do trabalho. Neste período contratei uma secretária.

Ao retornar do seu afastamento, conversei seriamente com Fernanda. Falei para ela que estava me sentindo um péssimo obstetra e ultrassonografista. Cheguei a fazer alguns questionamentos a Fernanda:

– Como é que minha própria secretária não quer realizar o exame comigo? Será que você não confia em mim? Com tantos casos de alto risco, você resolveu nem me falar da gravidez e ainda realizou uma ultrassonografia num local de péssima qualidade com um profissional que você nem conhece! Da próxima vez me avise que a gente vai programar direitinho e tomar todos os cuidados possíveis. Deixe eu cuidar de você!

Não costumo falar mal de colegas médicos, mas este colega em particular era muito conhecido por realizar exames com qualidade duvidosa, em aparelhos de baixa resolução, emitindo laudos errados. Fernanda entendeu que sua timidez a prejudicou bastante e que não havia motivos para ela não me contar que estava grávida. Mas realmente depois de uma perda, trabalhar no consultório foi algo difícil, até porque algumas secretárias souberam da cirurgia de Fernanda e ainda diziam para ela que eu a demitiria. Nunca me passou pela cabeça demitir Fernanda. Ela havia construído o consultório comigo, começamos juntos e eu sempre estava satisfeito com seu trabalho.

Em julho de 2016, Fernanda engravidou novamente e, desta vez, resolveu realizar a primeira ultrassonografia comigo, por volta de 5-6 semanas. Ao realizar a ultrassonografia transvaginal, informei que Fernanda estava realmente grávida e que a gravidez era tópica. Como estava ainda no início, pedi para repetir o exame com três dias para acompanhar o desenvolvimento embrionário e definir a atividade cardíaca do embrião. Fernanda e César ficaram tão felizes na primeira ultrassonografia que me lembro como os olhos deles estavam brilhantes, eles choravam de alegria, beijaram-se e deram um abraço bem forte. Ufa, conseguiram engravidar novamente e não era outra gravidez ectópica, aquela ultrassonografia já os deixava tranquilos, eles comemoraram bastante a gestação tópica e eu não podia impedir nada, apenas avisei que teríamos de repetir o exame com três dias.

Infelizmente, após estes dias, repetimos o exame e não constatei evolução da gravidez. O embrião não se desenvolveu, não apresentou batimentos cardíacos e realmente estávamos com um quadro de abortamento retido. O casal desabou, Fernanda ficou completamente transtornada. Duas perdas seguidas eram muito para ela que convivia com as perdas de diversas pacientes que me procuravam. Foi submetida a curetagem uterina guiada por ultrassonografia sem intercorrências. Ficou afastada do trabalho por quinze dias, mas desta vez voltou muito desanimada após as duas perdas. Júlia, sua filhinha, também estava tendo dificuldades na escola, necessitando da presença da mãe, que, então, uniu o útil ao agradável. Era complicado trabalhar no consultório após as duas perdas e lidar todos os dias com gestantes que eram atendidas no consultório. Pediu demissão do emprego e foi ser feliz cuidando de sua família. Eu apenas havia pedido que ela jamais desistisse do sonho de novamente ser mãe, porque tinha certeza de que conseguiria, afinal ela merecia, bem como César, seu esposo. Fernanda deixou de ser minha secretária, mas jamais deixou de ser minha amiga, nem de Amanda.

Foi então que, cerca de quatro meses após a última gravidez, Fernanda voltou apenas como amiga e cliente, com a notícia de que engravidara novamente em dezembro de 2016. Desta vez, constatei nas ultrassonografias que a gravidez evoluía bem no primeiro trimestre. Durante o segundo e o terceiro trimestres de gestação, apresentou contrações irregulares e risco de parto prematuro. Muitas vezes, nossos sonhos precisam ter algumas dificuldades. Mas Fernanda estava muito tranquila naquela gravidez, bastante fortalecida, ela tinha certeza de que daria certo. Foi acompanhada desde o início também por um hematologista, que orientou a utilização da medicação anticoagulante, além de acompanhamento psicológico. Os níveis pressóricos de Fernanda mantiveram-se normais. Ela ainda me deu um grande presente: escolheu-me como padrinho de Isabela e minha esposa, madrinha. O parto de Fernanda foi muito bonito e tranquilo, teve a participação da fotógrafa Juliana Bonfim (Petiz Fotografia), que consegue trazer muita emoção e realidade nas suas fotos. Fernanda evoluiu após o parto sem intercorrências. Isabela nasceu bem e trouxe alegria ao casal vitorioso depois de duas perdas seguidas. Ufa, dessa vez conseguimos!

Um detalhe interessante nesta história foi quando eu vi Isabela após o parto em uma foto que os pais me mandaram. Ela parecia muito com o meu filho Mateus. Fiquei calado achando que era coisa de minha cabeça até que soube por minha esposa que minha cunhada Karina também havia achado bem parecido e tinha dito isso para ela. Aí foi que o apego de Amanda pela afilhada aumentou. Cheguei também a conversar com meu sogro e minhas irmãs, que também concordaram com a foto que eu mandei. Mas todas as outras fotos não pareciam e logo após o parto Isabela apresentou suas feições características, não apresentando nenhuma semelhança com Mateus. Eu até ressaltei o quanto estranhei, porque já se passavam seis anos da perda de meu filho e já realizei muitos partos, mas achei somente Isabela parecida com Mateus, nem meu filho João Pedro era tão parecido como aquele momento em que vi Isabela e aquela foto especificamente. Eu não guardei nenhuma foto de meu filho, apenas guardo uma lembrança de que ele foi muito importante para mudar minha vida para melhor, para fortalecer o meu casamento, para valorizar a minha paternidade e, principalmente, para ajudar as diversas pessoas que enfrentam dificuldades em terem seus filhos. Eu tinha a experiência teórica, prática e pessoal em acompanhar os diversos casos de trombofilias. E Mateus, meu anjo querido, resolveu me dar um alô através de Isabela. Saudade sim, tristeza nunca.

O batizado de Isabela foi uma cerimônia muito bonita celebrada pelo Padre Joselito, na Paróquia Nossa Senhora do Loreto, na Base Aérea do Recife. Minha esposa Amanda se acabou de tanto chorar, mas de emoção positiva; Isabela é uma criança doce, tranquila, que dá gosto de colocar no colo e cuidar. Valeu a pena todo o esforço do casal que não perdeu a fé e resolveu acreditar novamente. Celebramos uma amizade muito bonita que nós temos. Além disso, o batizado de Isabela me fez valorizar ainda mais o meu retorno à Igreja de forma mais efetiva, participando mais regularmente das missas.

13. Parto normal de Ana com o apoio da ultrassonografia intraparto.

Ana é uma psicóloga amiga minha, casada com Pedro, e desejava parto normal. Era portadora de hipotireoidismo, mas possuía excelentes hábitos de vida. Tinha uma composição corporal muito boa tanto antes de engravidar sendo avaliada através de bioimpedância tetrapolar, como também durante a gravidez.

Ela se dedicou bastante no pré-natal. E eu tinha uma proposta diferenciada: realizar o acompanhamento do seu trabalho de parto utilizando a ultrassonografia. Vários estudos de outros países e até mesmo um artigo brasileiro escrito tão somente pelo Professor Dr. Marcelo Zugaib, um dos maiores ícones da obstetrícia no Brasil, demonstravam a importância da ultrassonografia intraparto. A verdade é que vários procedimentos médicos evoluíram com o decorrer do tempo. E a assistência ao parto não evoluiu com o avançar do pré-natal na identificação de exames mais específicos para infecções congênitas, trombofilias, a realização de ultrassonografia morfológica, com doppler e ecocardiografia fetal. A neonatologia também avança com equipamentos modernos, novas medicações e novas condutas de assistência. Em diversas especialidades médicas, vivemos o mundo da cirurgia minimamente invasiva, da laparoscopia e da cirurgia robótica. E admito que sou um entusiasta da ultrassonografia e realizo diversos procedimentos guiados por ultrassonografia como curetagem uterina/aspiração manual intrauterina, cerclagem cervical uterina para tratamento de insuficiência istmo cervical e implante de Dispositivo Intrauterino (DIU) hormonal e não hormonal. Realizei a ultrassonografia após o parto de Michelle, da parada cardíaca na gravidez, para verificar se havia alguma coleção hemática na cavidade, pois não pudemos utilizar o bisturi elétrico, e a cauterização dos vasos não foi a mesma das cesarianas eletivas ou mesmo de urgência quando no local e com o material adequados. E graças a Deus o exame foi normal no pós-operatório. Costumava levar meu equipamento de ultrassonografia para os plantões da rede pública e, de vez em quando, realizava exames que eram fundamentais para a conduta Obstétrica, principalmente para os casos de morbidades maternas e neonatais graves, ou seja, os de maiores riscos, onde a tomada de decisão no momento certo pode significar uma vida e até mesmo uma vida sem sequelas. Não tenho dúvida de que a ultrassonografia fará parte do arsenal de equipamentos dos blocos cirúrgicos obstétricos ou mesmo das salas de parto normal. É uma de minhas linhas de estudo: ultrassonografia intraparto. Considero que a assistência ao parto normal, para o modelo de atenção médica obstétrica, deve ser realizada por dois obstetras, sendo um preferencialmente com experiência em ultrassonografia intraparto, capaz de identificar claramente a evolução do trabalho de parto e toda a vitalidade fetal.

Ofereci este tipo de assistência (Ultrassonografia Intraparto) à Ana, que concordou e teve um belíssimo e emocionante parto normal, com 39 semanas de gestação, assistido por mim e por Cleone Novais. Também solicitou analgesia executada pelo competente amigo Dr. Alexandre Dubeux. Até hoje me lembro do papai Pedro, um militar bastante sisudo se achando o forte, chorar e se emocionar intensamente no parto de seu filho Henrique.

Mas o que tem a ver o parto normal com tantos casos difíceis que descrevo neste livro? Qual a importância de se relatar este caso?

Ana estava de plantão (oficial de dia) em que levei Amanda com meu filho Mateus morto dentro de sua barriga em 2011, no Hospital de Aeronáutica de Recife. O sobrenome de Ana é Matheus. Eu me lembro perfeitamente de Ana chorando quando me viu com Amanda naquela triste situação. Somos muito amigos, temos uma consideração enorme um pelo outro. Realizar o parto de Ana era também uma vitória minha, pessoal, de quem enfrentou aquilo comigo na época e resolveu acreditar em mim. Tem parto que já é belo por ele mesmo, mas também por uma assistência humanizada e utilizando da melhor tecnologia para redução de riscos maternos e perinatais, principalmente quando envolve sentimentos positivos entre cliente e equipe obstétrica. Ana confiava muito em mim e esta confiança ajudou para que tudo desse certo. É importante ressaltar a atitude como obstetra tanto nos casos difíceis quanto no dia a dia, em alguns partos considerados de rotina, de baixo risco, mas que me emocionam e me fazem acreditar numa obstetrícia que avance na humanização, mas também que a tecnologia nos traga uma assistência mais segura do ponto de vista materno e perinatal. E, se um dia a ultrassonografia intraparto se tornar uma realidade no Brasil, terei orgulho de ter sido um dos primeiros, pelo menos aqui em Recife, que utilizou desta tecnologia sem se afastar da humanização.

14. Minha experiência com o Zika Vírus no pré-natal: o caso de Fabiana

Durante a epidemia da suposta Síndrome da Zika Congênita aqui em Pernambuco, acompanhei alguns casos nascidos no serviço público, dois que eu tive de dar o diagnóstico ultrassonográfico (mas que não realizava o pré-natal comigo) e diversos outros casos em que as gestantes do meu pré-natal chegavam desesperadas porque apresentavam um quadro viral e achavam, com toda razão, que poderiam adquirir a infecção pelo Zika vírus com as repercussões atribuídas a este vírus à microcefalia.

Enquanto muitos se preocupavam apenas com cuidados na erradicação dos mosquitos responsáveis pela transmissão, com os métodos de barreira e com o uso dos repelentes, para mim, como especialista em medicina fetal e que estudava nutrição materna de forma mais detalhada desde 2014, fazia sentido suplementar algumas vitaminas que favorecessem o desenvolvimento do sistema nervoso do feto e que melhorassem a imunidade da gestante, bem como a orientação de uma alimentação saudável, a prática de atividade física e o gerenciamento do estresse e do sono. Não estou aqui dizendo que descobri a cura para a microcefalia, mas já está bem evidenciado na literatura científica que uma alimentação saudável, a utilização de algumas vitaminas, a adequada imunidade da mulher, favorecem o desenvolvimento de um feto saudável e sem defeitos congênitos. E parece que isto foi muito esquecido durante a epidemia de microcefalia aqui em Pernambuco. Lembro que, no primeiro encontro científico de que participei sobre o assunto, fiz este questionamento sobre a importância da alimentação e da suplementação nutracêutica no pré-natal, principalmente para as gestantes carentes, cujos partos ocorreram nos hospitais públicos em Pernambuco e que representavam "tão somente" 98% dos casos de microcefalia no Estado.

A vitamina B12, o ácido fólico e a vitamina B6 são importantes para o desenvolvimento do embrião e do sistema nervoso do feto. A vitamina D além de ser importante na formação óssea do feto também é considerada um hormônio que está relacionado com a melhora da imunidade. O ômega 3 é uma gordura de qualidade que também desempenha um papel importante na formação do sistema nervoso do feto, inclusive o próprio tecido cerebral é formado por uma quantidade considerável de gordura. O iodo também é um micronutriente essencial para a produção dos hormônios tireoidianos, que controlam o metabolismo geral. E o selênio, outro micronutriente bem interessante, além de estar envolvido com a produção de selenoproteínas, que por sua vez é responsável pela transformação da forma ativa do hormônio tireoidiano, está relacionado com sua função antioxidante e também reguladora da imunidade. E outro micronutriente bem conhecido e bem importante na gravidez é o ferro, envolvido inclusive na formação da hemoglobina. Uma gestante com anemia ferropriva, ou seja, por deficiência de ferro, o tipo mais frequente de anemia no mundo, terá uma maior predisposição a infecções.

Enfim, toda a literatura científica é extensa sobre o papel da alimentação saudável e funcional, bem como o papel de algumas vitaminas e micronutrientes na gravidez. Para mim, em relação ao sistema nervoso, o ácido fólico é uma vitamina fundamental e ainda hoje poucas mulheres no serviço público utilizam desta suplementação antes da concepção, porque na verdade sequer planejam a gravidez. A sorte é que a farinha de trigo já é enriquecida com ácido fólico, mas em geral não se obtêm as recomendações nutricionais desta vitamina na alimentação, por isso os diversos *Guidelines* internacionais recomendam a suplementação no primeiro trimestre que, além de evitar defeitos congênitos do tubo neural como espinha bífida, meningomielocele e anencefalia, ajuda no desenvolvimento do feto, principalmente do sistema nervoso central, bem como favorece a multiplicação celular adequada através de uma reação bioquímica denominada metilação do DNA. Só que o excesso do consumo de farinhas de trigo enriquecidas (ou não) de ácido fólico desempenham um papel danoso ao nosso organismo porque levam ao acúmulo de gordura abdominal, inflamação crônica subclínica e, consequentemente, maior risco de infecção, obviamente pelo excesso de carboidrato refinado, não pelo ácido fólico contido na farinha.

Afora todo o estudo de nutrição na gravidez, tive a oportunidade de participar por um tempo considerável do grupo de whatsapp da União de Mães de Anjos, ou seja, das mães cujos bebês tiveram microcefalia. Foi uma experiência importante, pois pude conhecer alguns aspectos relevantes que eu achava que estariam relacionados com o desenvolvimento da síndrome da Zika congênita como a não alimentação adequada, a não suplementação de vitaminas, anemias, infecções, situações de vida bastante estressantes e até mesmo um caso de uma mãe de anjo que realizou um tratamento de câncer de placenta pelo uso de metotrexato, uma substância que sabidamente inibe o metabolismo do ácido fólico e causa malformação fetal.

Eis que, em fevereiro de 2016, chega ao meu consultório para início pré-natal Fabiana, uma gestante no começo de sua primeira gravidez com quadro de *rash* cutâneo e febre. Ela estava desesperada com medo de ter algum problema na sua gravidez, pois naquela época os casos de microcefalia já eram bem evidentes e existia um pânico generalizado das gestantes aqui em Pernambuco. Já era protocolo a coleta dos exames pela Secretaria de Saúde e eu, como não iria esperar que ela caísse na "roleta da sorte" para saber se ia ter a infecção e sua consequência já desastrosa, resolvi suplementar de forma mais intensa, principalmente no primeiro trimestre, próximo da síndrome viral que apresentou algumas vitaminas numa dose um pouco acima do que era recomendado. O objetivo era reduzir o estresse oxidativo, melhorar a imunidade e dar um suporte nutracêutico adequado tanto para ajudar no desenvolvimento do sistema nervoso do feto quanto para permitir ao organismo o combate à infecção. Óbvio que também orientei uma alimentação funcional, que já faz parte das minhas orientações pré-natais, disponíveis gratuitamente no site www.drglaucius.com.br/prenatal. A gravidez de Fabiana transcorreu sem nenhum problema, todos os exames morfológicos e ecocardiografia fetal foram normais, e Valentina nasceu com nove meses de gestação saudável sem apresentar nenhum sinal ou sintoma da síndrome da Zika congênita.

    Com dois meses de vida, Fabiana recebeu visita de uma equipe da Secretaria de Saúde de Pernambuco para saber se teria perdido a gravidez de Valentina ou se esta teria nascido com alguma malformação. Aquele teste que foi colhido no início da gravidez foi positivo para Zika vírus, mas Valentina nada apresentou. Cabe aqui ressaltar o atraso na liberação dos exames relacionados à Zika. Fabiana, por exemplo, colheu o exame em 14 de fevereiro de 2016, que foi conferido e liberado apenas em 14 de setembro de 2016, sete meses depois.

    Como o resultado do PCR para Zika foi positivo, mesmo sem apresentar nenhum sinal ou sintoma que sugerisse algum aspecto relacionado com a Síndrome da Zika congênita, Valentina entrou no protocolo de investigação com neurologista e infectologista pediátrico e se submeteu a diversos tipos de exames de imagens que não evidenciaram nenhuma lesão neurológica.

    Não sei se por acaso, não sei se a suplementação vitamínica que Fabiana fez uso realmente foi fundamental, mas tenho certeza de uma coisa: Fabiana teve a infecção pelo Zika vírus e sua bebê não desenvolveu microcefalia ou outro defeito relacionado com a Síndrome da Zika congênita. Considero um caso importante também na minha carreira Obstétrica porque reflete a importância de a obstetrícia e a medicina fetal começarem a valorizar mais a nutrição materna no combate a diversas patologias, incluindo as infecciosas. E sempre sugeri que fossem investigadas as mães que tiveram a infecção pelo Zika vírus e cujos bebês não desenvolveram a Síndrome da Zika congênita. Com certeza, Fabiana não foi um caso isolado, mas foi muito bem conduzida no pré-natal. Fabiana e Tito, seu esposo, agradecem a Deus diariamente por sua filha saudável apesar da infecção pelo Zika vírus.

15. O Caso de Sandra: depressão com uso de medicamentos controlados, esteatose hepática, obesidade, hipotireoidismo e hipertensão na gravidez

Conheci Sandra já grávida por indicação do amigo Dr. Geraldo Amorim (Geraldinho), médico especialista em clínica médica e nefrologia, que trabalha com a linha da medicina funcional principalmente para os casos de perda de peso. Eu fico muito feliz quando ele me encaminha as pacientes, mas tem um detalhe, só me encaminha casos extremamente desafiadores. E eu nunca desisto desses casos desafiadores.

Sandra já tinha começado um tratamento com Geraldinho e estava perdendo peso. Havia realizado uma bioimpedância imediatamente antes de descobrir que estava grávida. Chegou ao consultório com as seguintes patologias:
- Depressão: fazia uso de quatro medicamentos controlados, mas o psiquiatra recentemente havia reduzido para uma medicação
- Obesidade leve
- Esteatose hepática
- Ansiedade
- Hipotireoidismo

Na primeira consulta de rotina, pedi os exames do primeiro trimestre e já avisei como seria o meu acompanhamento.

Expliquei o que costumo dizer às minhas gestantes de alto risco. Falei que seria muito rigoroso com ela em relação ao peso, à alimentação, que isso poderia até piorar a ansiedade dela caso ela não se adaptasse. Infelizmente, tive de fazer o papel de chato e cobrar para que ela sempre me trouxesse os resultados positivos em relação à melhoria dos seus hábitos, frutos do seu próprio esforço. Graças a Deus ela entendeu o meu propósito. Com o resultado dos primeiros exames laboratoriais, diagnostiquei e tratei as deficiências de vitaminas B12 e D, além do aumento dos níveis de glicose sanguínea, mas que inicialmente não fechava o diagnóstico de diabetes gestacional. Encaminhei para outro amigo, o Dr. Georges Almeida, que também tem formação em nutrologia e endocrinologia e acompanha algumas grávidas de alto risco, além do acompanhamento com psicólogo. Como de praxe, ela adorou o atendimento do colega, enquanto eu me surpreendia, pois a cada mês ela se encontrava muito bem e perdendo peso, apesar de grávida, com o desenvolvimento normal de seu bebê. No quarto mês de gestação, constatamos por novo exame de bioimpedância que Sandra havia perdido dez quilogramas, dos quais aproximadamente oito foram de gordura. E a cada consulta de pré-natal controlava bem o peso.

Mas, no quinto mês de gestação, mesmo melhorando sua composição corporal, apresentou rastreamento positivo para diabetes gestacional e, após realização de outros exames mais detalhados, foi diagnosticada como portadora de diabetes gestacional inicialmente tratado com dieta e depois com baixas doses de insulina. No oitavo mês de gestação, apresentou elevação dos níveis pressóricos com exames laboratoriais normais e sem sinais e sintomas de pré-eclâmpsia.

Iniciamos medicação anti-hipertensiva e no nono mês, por apresentar novo pico hipertensivo, indicamos o parto de urgência. A cirurgia transcorreu sem anormalidades. Ficou na UTI materna para controle dos níveis pressóricos por dois dias, foi para o quarto e recebeu alta com mais dois dias. Paulinho nasceu muito bem, obrigado, e em condições de alta com 48 horas de vida.

Eu considero este caso bem interessante porque, na gravidez, Sandra melhorou muito os hábitos, principalmente os alimentares, que lhe ajudaram no tratamento da depressão. Alguns nutrientes são importantes no tratamento da depressão, mas claro que o acompanhamento com profissional especializado, psiquiatra e/ou psicólogo também é fundamental. Conseguimos em conjunto vencer uma série de patologias que Sandra apresentara no começo da gravidez e outras que desenvolveu (diabetes gestacional e hipertensão). Ah, mas foi tudo muito bem conduzido tecnicamente? Sim, isso é verdade, mas tem algo a mais para que tudo tivesse dado certo. Não foi um caso comum, corriqueiro ou normal. Segue o depoimento de Sandra que reflete o "algo mais" que aconteceu para que tudo desse certo.

Antes de pensar em engravidar de verdade, com vontade, eu passei por uma experiência linda. Quando eu era adolescente não queria nem pensar em casar, nem ter filhos, ainda mais porque o relato do parto da minha mãe quando me deu à luz era amedrontador, Deus me livre! Anos depois conheci Paulo, namoramos cinco anos, noivamos por mais um ano e só engravidei quando estávamos com cinco anos de casados.

Paulo sempre quis ser pai, queria que eu casasse grávida mesmo e eu sempre enrolando, tinha de terminar o mestrado, depois comecei o curso de direito, outra desculpa, terminar a faculdade e assim o tempo foi passando. No dia 30 e 31 de maio de 2014, eu e Paulo fizemos um encontro de casais promovido pela igreja que participamos, o que foi estranho para nós porque muitas das dificuldades dos casais relatadas pelo padre nós, não havíamos passado, mas ficamos até o final, vai que um dia aconteceria com a gente, pelo menos já estávamos cientes, e o encontro foi bem agradável, mas nada revelador até chegar o grande final. O padre pediu que cada casal fizesse uma oração com a mão na cabeça do marido e depois o marido faz a oração para a esposa. Fiz minha oração em silêncio, quando chegou a hora do marido, Paulo fez em voz baixa e eu ouvi tudo, todas as bênçãos que ele pedia eu achava bonito, mas quando ele pediu que Deus abençoasse meu ventre para gerarmos um filho lindo e abençoado eu não aguentei e caí em prantos. Eu não queria e nem me imaginava mãe, pedi que Paulo me entendesse e me ajudasse nesse papel de ser mãe, eu não queria colocar nesse mundo cruel uma pessoa que eu amaria muito e Paulo disse que iria me ajudar e que achava que eu seria uma boa mãe, disse que esse mundo era ruim, mas tinham coisas boas também. Isso foi um divisor de águas, falei para mim mesma que agora era pra valer, que abraçaria o matrimônio, e que teria um filho com Paulo e, seríamos felizes para sempre. Mas a vida é uma caixinha de surpresas. Meu casamento foi meio que escondido, eu era pensionista, meu pai faleceu em 1984 e naquela época a filha tinha direito de receber a pensão até a maioridade desde que seguisse alguns requisitos e um deles era ser solteira. As funcionárias do órgão que eu recebia a pensão de meu pai diziam que casamento religioso poderia, que não perderia a pensão e foi o que fizemos, pedimos permissão do padre, expliquei minha situação e o motivo pelo qual meu casamento não poderia ter efeito civil, ele autorizou e casamos no religioso no dia 10 de março de 2012. Foi lindo, um dia muito feliz, Graças a Deus. Perguntei ao padre se eu não receberia nenhum documento dizendo que estava casada no religioso e ele disse que nosso casamento não tinha validade, pois não teve efeito civil. Porém, uma pessoa próxima da família denunciou o casamento ao órgão que eu recebia a pensão e em junho, logo após o encontro de casais, tive a infeliz surpresa: a pensão havia sido cortada porque havia uma denúncia de casamento. Isso foi um balde de água fria na minha felicidade, fiquei bastante ansiosa para descobrir quem foi, como foi, que meios utilizou para provar o casamento. Fiquei muito revoltada e decepcionada com tudo.

Fui seguindo minha vida, já que eu não iria receber pensão teria de começar a trabalhar o mais rápido possível, eu estava no oitavo período da faculdade, tinha estagiado em órgãos públicos e agora estava na hora de ter experiência em escritório. Comecei um estágio e amei a advocacia, agora eu sabia que era aquilo que eu queria para mim, pois tinha feito um curso de história, mestrado e na hora que fui para sala de aula não me identifiquei. O problema é que eu não sabia que a perda de pensão do meu pai atingiria meu psicológico ao ponto de cair numa depressão profunda, pois até meu marido e minha mãe procurarem ajuda médica para mim. Eu já estava sofrendo, tendo alucinações e eles tentando me ajudar, até que um dia tive uma crise forte e no outro dia já estava na psiquiatra. Eu já estava "entregue às baratas", tomei medicamentos fortíssimos, tive uma melhora relativamente rápida aos olhos dos outros, mas eu ainda me sentia estranha, porém, meu preconceito e o apoio da família contra remédios psiquiátricos fez com que eu tentasse cada vez mais *largar os remédios. Um dia, cheguei brava no consultório do psiquiatra e disse que aqueles remédios eram muito caros, que eu queria engravidar e que não queria mais tomar nenhum deles. Ele me ouviu com muita calma e com a mesma calma me jogou um "banho de realidade", disse que eu não tinha o direito de parar a medicação, mas que eu não tinha noção do que aconteceu comigo, falou que esse tratamento duraria pelo menos cerca de um ano a um ano e meio e que a doença faria muito mal para um bebê que eu estivesse gerando. Nossa, esse foi outro banho de água fria. Fui tirar essa dúvida com minha ginecologista na época e ela disse que concordava e que já tinha gostado desse psiquiatra sem nem conhecer por ele ter me falado isso. Mudei de psiquiatra e toda consulta que eu ia ele tirava um remédio, até que fiquei só com um antidepressivo e esse tratamento durou mais de dois anos, pois comecei em agosto de 2014 e, quando chegou agosto de 2016, a secretária do psiquiatra ligou dizendo que ele teve um problema de saúde e iria ficar três meses sem atender. Eu estava num ritmo forte de estudos para concurso público e preferi fazer o que eu achava que ele iria prescrever para o desmame desse último remédio a procurar outro psiquiatra e ter de parar de estudar para estar em consultório. Cada minuto vago era para os estudos. Então parti o comprimido ao meio e fiquei tomando metade, o anticoncepcional eu já tinha parado desde março do mesmo ano, pois já estava entrando no segundo ano de tratamento e eu queria engravidar.*

Em agosto, ainda em 2016, tive um sonho com meu avô dizendo para eu tentar engravidar. Com quinze dias, falei sobre o sonho para o Paulo e tentamos, inclusive essa data batia com o período fértil, eu acompanhava o ciclo num aplicativo e já tinha certeza de que estava grávida no primeiro mês após o sonho com o meu avô. Em setembro, comprei um teste de farmácia e fiz, mas foi uma decepção total, o teste foi negativo. Eu já até conversava com o bebê, mesmo sem ter engravidado de verdade. Então pensei. Não vou engravidar fácil porque estou gorda, preciso fazer um regime para conseguir engravidar.

Em outubro, segundo o aplicativo, meu período fértil seria bem na semana que eu estaria viajando, fiz uma peregrinação à Aparecida, então seria um mês perdido de tentativa, a viagem foi ótima, rezei muito, muito mesmo. Ficamos em Cachoeira Paulista, cidade sede da Canção Nova, esta instituição eu só conhecia de ter ouvido falar, mas as amigas da viagem conheciam muito. Fui todos os dias participar de diversas programações religiosas abertas ao público pela Canção Nova. Então aproveitei para pedir a Deus, à Nossa Senhora, e até ao Frei Galvão, famoso pelas suas pílulas dentre outras coisas, a cura da depressão para que eu, estando saudável, gerasse um filho saudável. Eu só pedia a cura da depressão, mesmo porque eu nem sabia das outras doenças que eu tinha, as deficiências de vitaminas, o hipotireoidismo e o diabetes. E olhe, eles foram rápidos, eu já estava gerando um filho lindo, mas nem imaginava isso. Paulo em Recife e eu em Cachoeira Paulista. O aplicativo "me enganou" e o período fértil foi na semana anterior à viagem. Quando cheguei em Recife, atingi o auge dos 83 kilos, desesperei-me, fui com 80 e voltei com 83 kilos, nossa, como fiquei mal. Paulo ficou com pena e decidimos que iríamos fazer o tratamento para perda de peso com Dr. Geraldo Amorim, um amigo do meu esposo, a quem carinhosamente chamamos de Geraldinho. Ele passou uma bateria de exames. Também já havia me submetido a um exame de bioimpedância tetrapolar, que avalia a composição corporal e meu percentual de gordura era muito alto. Mais uma vez tive atraso *menstrual e fui fazer os exames de sangue e as ultrassonografias que ele pediu, porque tinha uma ultrassonografia transvaginal para fazer, a qual me diria se era gravidez ou não.*

Quando fui realizar a ultrassonografia transvaginal, o médico ultrassonografista faz as seguintes perguntas:
– Qual o dia da última menstruação?
Respondi:
– Foi em setembro, doutor.
Outra pergunta do médico:
– Sempre atrasa?
E mais uma vez respondi:
– Não, é a primeira vez.
E ele finalizou dizendo
– Tenho uma notícia para você...
Em prantos, pedi para chamar meu marido, quando Paulo entrou na sala, eu disse que estava grávida. Paulo ligou, para o Dr. Geraldo, que o parabenizou pela boa notícia, e me encaminhou para Dr. Glaucius, que trabalha na mesma linha, é obstetra funcional.

Sandra tem três qualidades importantes para que tudo desse certo: a fé em Jesus Cristo, a esperança de que tudo daria certo e o amor tanto a Deus, como ao esposo, a si própria e ao seu filho, que me faz lembrar de dois textos da Bíblia Sagrada, ambos cartas de São Paulo.

Lembramos continuamente, diante de nosso Deus e Pai, o que vocês têm demonstrado: o trabalho que resulta da fé, o esforço motivado pelo amor e a perseverança proveniente da esperança

em nosso Senhor Jesus Cristo.
1 Ts 1,3
Assim, permanecem agora estes três: a fé, a esperança e o amor. O maior deles, porém, é o amor.
1Co 13, 13

Sandra hoje não tem mais o diagnóstico de hipertensão, nem diabetes, nem depressão, após dois meses do parto estava com vinte quilogramas a menos do início da gestação, realizou outra ultrassonografia de abdome superior, que evidenciou fígado de aspecto ecográfico normal, ou seja, também não tem mais o diagnóstico de esteatose hepática. Sandra é um exemplo claro de que a atenção integral à saúde da mulher vale muito a pena.

16. A FÉ DE IONE E O NASCIMENTO DE ELIS

Conheci Ione num hospital onde trabalhava em Recife, na vigência do seu sexto abortamento. Um grande detalhe: foram quatro abortamentos tópicos (intrauterinos) e duas gravidezes ectópicas na trompa direita.

A primeira gestação ocorreu em 2009, um abortamento espontâneo. A segunda gestação, em 2012, foi extrauterina, era uma gravidez ectópica na trompa direita, sendo submetida a tratamento conservador, sem necessidade de cirurgia, através da administração de uma medicação chamada metotrexato, que inibe o desenvolvimento do embrião. Na terceira gestação, em 2013, uma nova gravidez ectópica na trompa direita, desta vez foi tratada cirurgicamente por videolaparoscopia com retirada da trompa direita (salpingectomia). Depois de três abortamentos e duas gravidezes ectópicas, Ione engravidou em 2014 e perdeu novamente, mais um abortamento espontâneo.

Em 22 de setembro de 2015, conheci e atendi Ione numa consulta de pré-natal, estava sendo acompanhada pela urgência obstétrica com várias entradas e já com um possível diagnóstico de gestação ectópica na trompa esquerda. Se fosse realizado tratamento cirúrgico, perderia a única trompa viável e também, além do risco de abortamento por causa da história clínica, desta vez não poderia engravidar naturalmente, seria considerada infértil. Já havia passado ao longo das diversas gravidezes por oito obstetras, mas me procurou e, como tenho formação em ultrassonografia, olhei a foto da ultrassonografia que suspeitava de gestação ectópica e tranquilizei Ione, porque achava que se tratava apenas de um cisto de corpo lúteo, muito comum na gravidez inicial. Realizamos o controle ultrassonográfico e com beta-HCG quantitativo e confirmamos que se tratava de mais um abortamento tópico. Considero a ultrassonografia uma excelente ferramenta para o exame físico, principalmente na minha especialidade. Amadureci bastante na profissão depois que correlacionei os achados da ultrassonografia com os achados cirúrgicos. Nestes casos, até para evitar falsos diagnósticos e condutas desnecessárias, eu mesmo prefiro realizar os exames ultrassonográficos. Passada a quinta perda, Ione, que morava em Paulista, realizava o acompanhamento ginecológico comigo em Piedade, no município de Jaboatão dos Guararapes. Ela passava por sua cidade, Paulista, depois Olinda, Recife, para então chegar lá no consultório. Na primeira consulta após o abortamento, resolvi investigar trombofilia congênita e síndrome anticorpo-antifosfolípide e o resultado foi positivo para ambos. Foi encaminhada para hematologista que, conforme eu já havia previsto, indicou a administração de enoxaparina na outra gestação. Eu me preocupei com atenção integral à saúde de Ione, orientando a melhora de seus hábitos de vida. Engravidou pela sexta vez em 2016 e perdeu novamente. Quando participo destas histórias de perdas gestacionais e abortamentos, não me conformo quando perco. Sempre peço pelo menos mais uma chance para tentar novamente e conseguir o parto com que a paciente tanto sonha. Eu estudo o caso, busco auxílio na literatura, converso com outros colegas e discuto principalmente com a hematologista Dr. Danielle Padilha. Eu sabia que estava no caminho certo, mas que teria de descobrir algo diferente que não foi diagnosticado ou usado como terapêutica para poder ajudar Ione a realizar o seu sonho de ter o seu bebê. Conversei com Danielle Padilha, rediscutimos o caso e ela programou a utilização de imunoglobulina, uma medicação usada em alguns casos de síndrome antifosfolípide para ajudar na manutenção da gravidez, considerada um tipo de terapia imunológica. Explicando de forma simplificada, com o uso da imunoglobulina na gestação seguinte, propiciaríamos que o organismo de Ione não reconhecesse a sua gravidez como um possível corpo estranho e assim evitaríamos que expulsasse sua gravidez tão desejada, permitindo o seu adequado desenvolvimento. Também foi planejado a utilização de um anti-inflamatório (ácido acetilsalicílico), uma opção terapêutica na síndrome antifosfolípide. Além disso, investiguei novamente e de forma mais detalhada os exames laboratoriais de Ione. Foram diagnosticados e tratados o hipotireoidismo subclínico e a intolerância à glicose. Na gravidez, diversas alterações metabólicas ocorrem, principalmente em pacientes com histórico desfavorável, assim, preocupar-se com o metabolismo da glicose e da tireoide é fundamental. Hipotiroidismo e diabetes descontrolado são causas associadas a perdas gestacionais e abortamentos e, numa paciente com mais fatores de risco, cada detalhe diagnosticado e tratado passa a ser muito relevante. Mais ainda, já havia lido o risco de perdas fetais quando o marido também apresenta algum polimorfismo genético associado a perdas fetais e investiguei o Renato, esposo de Ione. Descobrimos que ele possuía o mesmo polimorfismo de Ione, mas de uma forma mais branda, que chamamos de heterozigose. O esposo também realizou tratamento nutracêutico personalizado. Ione engravidou pela sétima vez, comunicou-me da sua gravidez e desejei que realmente desse tudo certo. Finalmente conseguiu identificar o saco gestacional e escutar os batimentos cardíacos do bebê. Teve uma gestação tranquila, em 2017, sendo acompanhada por mim e pela Dra. Danielle Padilha. No dia 23 de outubro de 2017, Ione, que desejava um parto cesariano, solicitou que marcasse sua cesariana e agendamos para a idade gestacional próxima de 39 semanas. Estava completamente assintomática. De forma súbita, no dia 26 de outubro de 2017, com 36 semanas de gestação, Ione foi para a urgência obstétrica de uma maternidade em Recife com fortes dores, no começo da manhã. Por volta das 7h, quando o trânsito do Recife é bastante congestionado, e eu estava na minha residência, bem distante da maternidade onde Ione se encontrava, a enfermeira obstétrica da urgência me ligou dizendo que Ione foi examinada pela obstetra de plantão e que estava com dilatação completa e que teria parto normal. Perguntando se eu poderia ir, fiquei completamente desorientado: teria de estar no Hospital de Aeronáutica às 7h30 da manhã para realizar exames de ultrassonografias que são marcados com bastante antecedência, correria o risco maior de no caminho ficar preso no trânsito, nem conseguir chegar na hora do parto e ainda me atrasar e prejudicar a vida de outras pessoas que me aguardavam no outro hospital. Foi então que eu liguei para o meu obstetra auxiliar (mas que também, com muito orgulho, sou obstetra auxiliar de seus partos), o experiente amigo Dr. Ruy de Deus, perguntando onde ele se encontrava, porque uma paciente muito querida estava em trabalho de parto, que se eu saísse naquele momento de onde estava chegaria no mínimo em uma hora, não daria para realizar o parto. Ele me respondeu inicialmente que havia acabado de acordar e que pelo trânsito de onde estava, o engarrafamento não permitiria que ele chegasse nem em trinta minutos. Meio que tímido e sem jeito, até com um pouco de vergonha por pedir mais um favor (eu sempre peço favores ao amigo Ruy, somos acionados de urgência diversas vezes e ele sempre vai), terminei dizendo a Ruy que a paciente era muito querida, que já havia perdido seis gravidezes e que era a chance de ouro dela. Agradeci e desliguei o celular achando que Ruy não poderia e sequer chegaria a tempo. Desesperado, com o telefone na mão, sem saber o que fazer, ainda tentando ligar para o telefone de Ione, que sequer atendia a ligação ou respondia no whatsApp, lembrei de ligar para o meu instrumentador que também é enfermeiro obstetra, Luís Felipe. Tive a sorte de contar com a disponibilidade de Luís Felipe, que acabara de instrumentar uma cirurgia e estava livre e perto da maternidade onde Ione se encontrava. Expliquei a situação e pedi para que fosse para lá o mais rápido possível para ajudar quem estivesse lá, e que eu estava preocupado porque não sabia mais nada do caso, tentava contatar Ione sem sucesso. De repente, recebi a ligação de Ruy, que se sensibilizou com a história de Ione, e correu rapidamente para chegar a tempo para ajudar no parto de Ione. No caminho, contatou a anestesista

Dra. Suzana e realizou junto com Luís Felipe um parto normal mais do que humanizado, o parto abençoado de Ione, uma mulher de muita fé que acreditou na sua maternidade após seis abortamentos. Ione me confessou que o Dr. Ruy comentou com ela que como se tratava de um desses "partos impossíveis que realizamos", ele não pensou duas vezes e seguiu correndo para a maternidade, chegando em vinte minutos. Ione ficou muito feliz com todo o acompanhamento realizado na companhia do seu esposo e da doce Lis, sua pequena princesa que acabara de nascer, linda e saudável. Depois do parto de Ione e de tantas histórias de superação que acompanhamos, lembro-me do versículo 27 do capítulo 18 do evangelho de São Lucas: "O que é impossível para os homens é possível para Deus". O caso para mim é de grande notoriedade por causa das diversas perdas e, principalmente, chama a atenção pelo fato de que nós, obstetras, como qualquer ser humano, não somos onipresentes, mas uma equipe compromissada e, o bom relacionamento e entendimento por parte da paciente e seus familiares fazem a total diferença. E tenho certeza de que Ruy e Felipe se emocionaram bastante com este parto, porque realmente ajudaram diretamente na realização do sonho de Ione e Renato. Não tem nada no mundo que pague este sentimento, é uma gratidão que vem do céu. Apesar de ser ciumento com minhas clientes e sempre querer participar de todos os partos, fiquei muito feliz pelo fato de minha equipe, de meus amigos, terem participado deste nascimento em especial. Um parto normal depois de seis abortamentos não é para qualquer equipe, tem de ser abençoada mesmo. Parabéns a este casal e a esta equipe abençoada!!!

CONSIDERAÇÕES FINAIS

Não estamos aqui neste mundo para julgar ou para desistir, estamos aqui para servir. Lembro demais de quando Marcos, meu compadre, falou-me que coordenava uma fábrica e que, semelhante a ele, eu também coordenava uma fábrica, uma fábrica de sonhos, de um obstetra que acredita que a maternidade pode, sim, ser alcançada nos casos difíceis, bastando unir a ciência com a dedicação e a fé. Não sou um obstetra "milagroso", sou um ser humano comum que prometeu a Deus ser um bom filho, médico, esposo e pai. Conto com uma família que me apoia e me compreende, como foi difícil formar esta família e como valeu a pena. Tenho a companhia de pessoas maravilhosas com quem eu trabalho, sou um profundo admirador de meus colegas de profissão e demais profissionais de saúde. Nosso trabalho depende desta integração.

Termino este meu último cápitulo do livro lembrando ainda o que escutei e escuto diariamente nas minhas consultas ginecológicas e de pré-natal.

Em 27 de outubro de 2017, atendi uma paciente que veio de Criciúma, Santa Catarina, para se consultar comigo em Recife porque conhecia meu trabalho nas redes sociais, teve um histórico de parto prematuro extremo e queria ser orientada por mim para planejar engravidar novamente e diminuir o risco da prematuridade numa segunda gestação. Ela também era portadora de trombofilia. Fiquei muito lisonjeado com essa consulta, tanto pelo reconhecimento do meu trabalho quanto pela preocupação em diminuir os riscos em obstetrícia. Graças a Deus, estas consultas se multiplicam, algumas pessoas saem de diversos lugares do Brasil para se consultarem comigo porque acreditam no meu trabalho, sobretudo na linha de prevenção de riscos em obstetrícia, na atenção integral à saúde da mulher. No mesmo dia, outra cliente veio de Natal para se consultar comigo, porque escutou de alguns profissionais, após perder duas gravidezes, que só investigaria e faria algum tratamento especial se ela perdesse a terceira gestação. Com os olhos marejados e rapidamente cheio de lágrimas ela me perguntou:

– Dr. Glaucius, eu tenho que perder o terceiro bebê para poder ter um diagnóstico e tratamento correto?

Respondi-lhe obviamente que não, que achava que ao planejar a primeira gravidez deveria se realizar uma investigação personalizada, baseada não apenas na doença, mas melhorando os hábitos de vida, com o foco na saúde, no que é fisiológico e natural. Com o que denomino ginecologia e obstetrícia integrativa e funcional, ressurgi como ser humano, como pai, esposo e como médico. E, com a graça de Deus e diversos profissionais maravilhosos, ajudamos a formar diversas famílias aqui em Pernambuco. Após o nascimento de Maísa, daquele caso que passou no programa Fantástico, ressurgi como cristão, tive a plena convicção de que em todos os obstáculos que enfrentei tinha o objetivo principal de me preparar ainda mais para ajudar as famílias cujos sonhos de uma gestação e nascimento saudáveis foram negados. A cesariana *perimortem* que ressuscitou Michelle e Maysa também me ressuscitou na fé católica, pois desde então retornei à Igreja, participando mais das missas e colocando músicas cristãs em todos os nascimentos que participo. Porque, como disse Jesus, no evangelho de São Mateus, capítulo 18, versículo 20: "Onde estiverem dois ou três reunidos em meu nome, aí estou eu no meio deles. Então em cada nascimento que eu participar, cantarei louvores a Deus, pedindo para que dê tudo certo e agradecendo sempre".

Desde acadêmico, percebi que as orações que realizara antes dos procedimentos cirúrgicos já ajudavam bastante. Agora, depois de mais de quinze anos de formado em Medicina, percebo como a música ajuda e, mais especificamente, como a música cristã contagia os profissionais de saúde, pacientes e acompanhantes, transformando um ambiente frio e de muito medo – que é um bloco cirúrgico ou obstétrico – em um ambiente mais humano e cristão, um ambiente de fé, esperança e de paz.

Espero que este livro contribua para que diversos profissionais de saúde e até mesmo o público em geral percebam o quanto é importante a espiritualidade na nossa saúde, em particular em cada nascimento, em cada gestação. As diversas histórias verídicas apresentadas neste livro me emocionam bastante e as pessoas envolvidas nestas histórias são exemplos de vida e de fé, todos esses nascimentos, ao meu ver e com a graça de Deus, o grande responsável por este livro, são *Milagres que a Obstetrícia me proporcionou*.

Currículo Resumido: Glaucius Nascimento possui graduação em Medicina pela Universidade Federal de Pernambuco (2001), residência médica em ginecologia e obstetrícia pelo Hospital das Clínicas da Universidade Federal de Pernambuco (HC-UFPE / 2002-2004) e em Medicina Fetal pelo Instituto de Medicina Integral Professor Fernando Figueira (IMIP 2004-2005). Atua na área de Ultrassonografia geral e Medicina Fetal desde 2004, com diversos cursos em Ribeirão Preto – São Paulo, na Escola de Ultrassonografia e Reciclagem Médica de Ribeirão Preto (EURP), Curso Prático de Ultrassonografia (CPU) e Centro de Ensino e Treinamento em Ultrassonografia (CETRUS-Recife). Possui título de especialista/certificado de atuação em Tocoginecologia e Medicina Fetal pela FEBRASGO/AMB (2005). É mestre em Medicina, na Área de Concentração de Tocoginecologia pela Universidade de Pernambuco (UPE/2007). Foi preceptor da Residência Médica em Medicina Fetal, Ginecologia e Obstetrícia do IMIP (2005) e do HC-UFPE (2006-2007) e Professor Substituto da Disciplina de obstetrícia do Departamento Materno-Infantil da UFPE (2006-2007). Foi Coordenador do Comitê Estadual de Estudos e Prevenção da Mortalidade Materna em Pernambuco (CEEMM-PE) de maio de 2008 a maio de 2009. A partir de março de 2009 cursou o doutorado em Saúde Materno-Infantil no Instituto de Medicina Integral Professor Fernando Figueira. Instrutor do Curso: Suporte Avançado de Vida em Obstetrícia (ALSO). Cursou pós-graduação em Ultrassonografia em Medicina Interna pela EURP (2010-2011). Concluiu o curso introdutório de Fisiologia Hormonal pelo Grupo Longevidade Saudável (2014), a pós-graduação Master em ciências da Fisiologia Humana pela Faculdade Talles de Mileto (2015-2016), a pós-graduação em Medicina Integrativa/Prática Ortomolecular pelo Centro de Medicina Integrada do Professor Artur Lemos (2016-2017) e o Curso Nacional de Nutrologia pela ABRAN, Associação Brasileira de Nutrologia (2017).

INFORMAÇÕES SOBRE NOSSAS PUBLICAÇÕES
E ÚLTIMOS LANÇAMENTOS

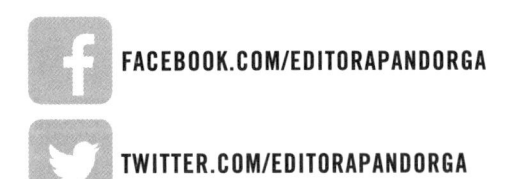

FACEBOOK.COM/EDITORAPANDORGA

TWITTER.COM/EDITORAPANDORGA

WWW.EDITORAPANDORGA.COM.BR

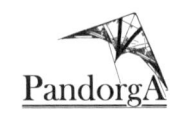